EINFÜHRUNG

IN DIE

PRAKTISCHE KRANKENPFLEGE

IN SECHZEHN VORLESUNGEN

VON

DR. FRIEDRICH WILHELM STRAUCH

MIT 25 ABBILDUNGEN

LEIPZIG
VERLAG VON VEIT & COMP.
1915

Druck von Metzger & Wittig in Leipzig.

Vorwort.

In der schicksalsschweren Stunde, die über unser Volk hereingebrochen ist, stellt sich jeder Deutsche, wenn er nicht selbst ins Feld zieht, daheim in den Dienst des Vaterlandes. Mit Genugtuung ist der große Andrang zur Betätigung auf dem Gebiete der Krankenpflege zu begrüßen. Gerade auf diesem Arbeitsfelde werden sich viele dem Staate besonders nützlich erweisen können.

Bei der Kürze der Ausbildungszeit unserer Helferinnen, die sich dem Krankenhaus- und Lazarettdienst zur Verfügung stellen, bedarf das auszubildende Personal einer kurzen, aber instruktiven Anleitung, die über das Wesentliche der Krankenpflege belehrt. Vielfachen früher geäußerten Bitten, eine kurze Einführung in die Krankenpflege zu schreiben, komme ich hiermit nach, zumal in dem jetzigen Augenblick dieses Thema aktuell geworden ist. Ich habe mich bemüht, in möglichst für den Laien leicht verständlicher Form die Grundzüge der Krankenpflege zur Darstellung zu bringen. Ein gewisses Maß theoretischer Kenntnisse ist unbedingt erforderlich, wenn die praktische Ausbildung eine ersprießliche sein soll. Das kleine Buch soll keineswegs die umfangreichen ausgezeichneten Lehrbücher, welche über Krankenpflege handeln, irgendwie entbehrlich machen. Die Form, in Gestalt von Vorlesungen das Thema zu behandeln, erschien mir für den Anfänger aus didaktischen Gründen empfehlenswert. Die Vorlesungen sind in gewissem Sinne der Niederschlag von Kursen, die ich vor Schwestern und Helferinnen während meiner früheren Tätigkeit als Sekundärarzt der inneren Abteilung des städtischen Krankenhauses zu Altona und auch in Halle für das Rote Kreuz zu halten Gelegenheit gehabt habe.

Halle a. S., im August 1914.

Inhalt.

Berichtigung.

S. 43 Z. 11 v. o. lies „**nach**“ statt „vor“.

Erste Vorlesung.

Beruf der Krankenschwester. — Private und Krankenhauspflege. — Krankenzimmer. — Anatomie und Physiologie der Zelle.

Die Krankenpflege ist ein vielseitiges, schwieriges, aber auch unendlich segensreiches Feld zur Betätigung in fürsorgender Liebesarbeit. Derjenige wird dem leidenden Menschen im vollsten Sinne des Wortes etwas bedeuten, welcher sich zu diesem Dienst berufen fühlt. Wer materielle Güter, wer Dank und Anerkennung sich gewinnen will, steht besser davon ab, sich in den Dienst der Krankenpflege zu stellen. Die Krankenpflege braucht einen ganzen Menschen, der an Körper und Seele gesund ist.

Was die Krankenschwester selbst anbetrifft, so treten vielerlei, zum Teil schwere Aufgaben an sie heran. Die freie Zeit, die jede Schwester zu bestimmten Tagesstunden zur Verfügung hat, ist für Bewegung im Freien zweckmäßig anzuwenden. Daß ein Maßhalten in allen Dingen ganz besonders für eine Krankenschwester wünschenswert ist, dürfte selbstverständlich sein. Seelisch wird namentlich die junge, noch zu Beginn ihrer Tätigkeit stehende Schwester manches zu tragen haben, was ihr schwer fallen wird. Viel traurige Eindrücke gewinnt derjenige, welcher sich fast den ganzen Tag mit leidenden Menschen abgeben muß. Es gehört eine eigene Seelenharmonie dazu, stets eine gleichmäßige sonnig-fröhliche Mittellage seiner Stimmung zu bewahren. Ein abgeklärtes, sich stets gleichbleibendes Wesen wird besonders von dem kranken Menschen als wohltuend empfunden. Seine Launen zu zeigen, ist besonders verwerflich; nur zu oft wird vergessen, daß es sich um kranke Menschen handelt, die in ihren Willensäußerungen, in ihrem Sinnen und Denken mit anderem Maßstabe zu messen sind als Gesunde.

Über je größere Erfahrung eine Schwester verfügt, um so leichter wird ihr der Umgang mit den ihr anvertrauten Kranken werden. Als besonders wichtig möchte ich betonen, daß dem höheren Alter angehörende Patienten mit derselben Sorgfalt, mit demselben Zartgefühl und Takt gepflegt werden, wie jugendliche, wieder genesende Kranke. Wenn auch ein Zustand als hoffnungslos anzusehen ist — ich erinnere hier an die monate- und jahrelang dahinsiechenden Schwindsüchtigen, ferner an die Krebskranken —, darf die Schwester in ihrer Pflege nicht ermatten; gerade diese Patienten haben ein besonders feines Empfinden für liebevolle Pflege, und wenn es auch der ärztlichen Kunst nicht mehr gelingt, sie dem Leben zu erhalten, so ist es doch die Pflicht edler Menschenfreundlichkeit, dem Kranken die Schmerzen zu lindern und dem Tode seine Schwere zu nehmen. Der Mensch hofft ja bis zuletzt, und nichts wirkt herzloser als eine Vernachlässigung solcher Patienten.

Diejenige Schwester wird sich besonderer Beliebtheit bei ihren Kranken erfreuen, die zielbewußt und auch streng — wenn es sein muß — in treuer Pflichterfüllung genau den ärztlichen Anordnungen nachkommt, die alle ihre Patienten mit möglichst gleicher Sorgfalt pflegt, die nicht mit dem einen wortkarg, mit dem anderen, der ihr besser zusagt, redselig wird. Zweifellos ist der Beruf einer Schwester in vielem schwerer als der des Arztes, weil sie die Kranken tagsüber und womöglich auch nachts pflegen muß, während der Arzt nur für Augenblicke, meist in gewisser Sonntagsstimmung, seinen Patienten zu sehen bekommt. Zu beherzigen ist, daß sich die Schwester beim Besuche des Arztes nicht in theatralischem Tone über die eventuellen Zustände äußert, die sich seit der letzten Visite eingestellt haben. Ruhig, kurz und sicher soll sie, falls der Patient nicht selbst dem Arzte sein Herz ausschüttet, als etwas Selbstverständliches ihre Meldung machen. Ich habe hier Fälle im Auge, wo beispielsweise bei einer Lungenblutung Schwestern durch ihr Benehmen die Unruhe des Kranken nur steigerten.

Wie auf der einen Seite genaue Befolgung der ärztlichen Verordnungen unbedingt zu verlangen ist, eine Vielgeschäftigkeit, womöglich ein eigenes Behandelnwollen ist unter allen Umständen unzulässig. Daß die Schwester durchaus wahr und ehrlich ist vor sich und dem Arzt, ist dringend zu verlangen. Das Wohl des Kranken ist das höchste Gesetz. Wenn die Pflegerin nach diesem Grundsatze ihren Dienst verrichtet, wird derselbe ihr und dem ihr anvertrauten Patienten reichen Segen bringen.

Daß die Schwester in gleicher Weise wie der Arzt gesetzlich an das Berufsgeheimnis gebunden ist, sei hier erwähnt; irgendwelche Äußerungen über die Krankheit, über das Leben eines Patienten sind ihr strengstens untersagt.

Die Privatpflege unterscheidet sich von der Krankenhauspflege in einigen Punkten ziemlich wesentlich. Während im Privathause die Pflegerin meist nur für das Wohl und Wehe eines Kranken zu sorgen hat, sind ihr im Krankenhause eine größere Anzahl von Patienten überwiesen. Jede Pflege hat ihren eigenen Reiz; in der Privatpflege hat die Schwester eine selbständigere Stellung als im Krankenhause, wo der ganze Tag nach anderen Gesichtspunkten eingeteilt sein muß. Während hier alles darauf zugeschnitten ist, Kranke zu pflegen und zu behandeln, muß die Krankenschwester dort selbständig für alles sorgen, was in dem einzelnen Falle sich als nötig erweist (Einrichtung des Krankenzimmers, Instrumentarium usw.). Besonderer Umsicht bedarf die in der Gemeindepflege tätige Schwester.

Die Anforderungen, die wir an ein Krankenzimmer stellen müssen, sind äußerst mannigfach. Eine geräumige, helle, ruhig gelegene Wohnung trägt schon viel zum Wohlbehagen des Gesunden bei, wieviel wichtiger ist es noch, daß wir unsere Kranken in Räumen unterbringen, die in jeder Hinsicht hygienisch einwandsfrei sind! Die Licht- und Luftverhältnisse müssen günstige sein, nur bei einer geringen Anzahl von Krankheiten (meist der Augen) wird ein gedämpftes Licht angebracht erscheinen. Vorhänge müssen an jedem Fenster der Krankenstube vorhanden sein. Die zweckmäßigste Beleuchtung des Abends ist elektrisches Licht. Gaslicht eignet sich weniger für die Krankenstube. Petroleumlampen sollen nicht zu klein brennen. Wird bei einem Patienten des nachts gewacht, so ist ein Abdunkeln der Lichtquelle erforderlich, um dem Kranken nicht die Nachtruhe zu stören.

Durch häufige ausgiebige Ventilation ist für gute Luft im Krankenzimmer Sorge zu tragen; üble Gerüche etwa aus der Küche, vom Klosett oder von Ausscheidungen, die vom Kranken selbst stammen, sind tunlichst fernzuhalten. Beim Lüften ist darauf zu achten, daß der Kranke keinen „Zug“ bekommt. Zu diesem Zweck deckt man ihn bis zum Halse gut zu. Namentlich bei Patienten, die an Gelenkrheumatismus, Lungenentzündung oder Lungentuberkulose darniederliegen, Krankheiten, die mit Schweißausbrüchen einhergehen, ist die Gefahr einer Erkältung zu bedenken.

Die Temperatur soll im Krankenzimmer etwa 17° C, nachts etwas niedriger sein. Eine zweckmäßige Heizvorrichtung ist wünschenswert. Trockene Luft in der Krankenstube kann man durch Verdampfenlassen von Wasser, das in Schalen aufgestellt ist, oder durch Aufhängen von feuchten Laken bekämpfen.

Das Krankenzimmer ist möglichst einfach zu halten, ohne daß es deshalb unfreundlich und ungemütlich wirken darf. Das Krankenbett muß von beiden Seiten gut zugänglich, in Form und Bau praktisch angelegt, vor allem für den Kranken bequem sein. Daß die Krankenstube nebst der ganzen übrigen Einrichtung des Zimmers in jeder Hinsicht peinlich sauber zu halten ist, versteht sich von selbst. Für die Abgänge (Stuhlgang, Urin, Auswurf usw.) sind entsprechende Sammelgefäße zu verwenden.

Bevor ich auf unser eigentliches Thema eingehe, ist es erforderlich, Ihnen kurz über Bau und Verrichtung (Anatomie und Physiologie) des menschlichen Körpers das Wissenswerte vorzutragen. Danach werden die Grundlagen der Lehre von der Krankheit zu besprechen sein. Erst wenn Sie sich die Grundbegriffe zu eigen gemacht haben, werden Sie sich mit Verständnis, mit Lust und Liebe in der Krankenpflege betätigen können. Bei dem umfangreichen Gebiete, das wir zu erledigen haben, kann ich mich natürlich nur auf wesentliche Punkte einlassen. Diejenigen Fragen, die im Brennpunkte des Interesses stehen, werde ich ausführlicher zur Sprache bringen. Wiederholungen werden hier und da nicht zu umgehen sein.

Alles das, was wir als „Leben“ bezeichnen, ist an die Zelle gebunden. Die kleinsten Bausteine des menschlichen Körpers sind die Zellen, mikroskopisch sichtbare Gebilde, die aus dem farblosen dickflüssigen Zelleib (Protoplasma) und dem Zellkern bestehen. Die Größe und Form der einzelnen Zellen ist sehr verschieden. Eine Hautzelle hat eine andere Gestalt wie eine Nervenzelle, eine Muskelzelle wieder eine andere wie eine Blutzelle und so fort. Die Gestalt der Zellen ist den Leistungen derselben angepaßt. Chemisch stellt die Zelle ein hochkompliziertes, aus Eiweißkörpern, Kohlehydraten, Fetten, Salzen und Wasser zusammengesetztes Individuum dar.

Folgende Eigenschaften sind charakteristisch für das Leben der Zelle:

1. Das Vermögen, Stoffe in gasförmiger (Sauerstoff: Atmung), in flüssiger (Gelöste Nahrungsstoffe: Verdauung) und fester Form (Fremdkörper, Staub, Krankheitserreger usw.) aufzunehmen. Wir nennen diesen Vorgang Assimilation.
2. Die Fähigkeit, verbrauchte Stoffe (z. B. Kohlensäure, Urin, Stuhlgang) auszuscheiden (Dissimilation). Beide Vorgänge (Stoffaufnahme und -abgabe) nennen wir Stoffwechsel. Bei jedem Stoffwechselprozeß, der unter dem Bilde chemischer, im Zellinnern sich abspielender Reaktionen abläuft, wird einmal Spannkraft frei, andererseits wird Wärme gebildet.
3. Das Wachstum, die Zellteilung und Fortpflanzung.

Welch ein wunderbares, noch unendlich mannigfache Rätsel in sich schließendes Gebilde eine lebende Zelle darstellt, werden Sie im Laufe der Vorlesungen zu würdigen wissen. Vielfach handelt es sich um Leistungen der Zelle, die wir bei unseren groben Untersuchungsmethoden noch keineswegs fassen und begreifen können.

Die Zellen sind zu größeren Zellverbänden vereinigt, die sich wieder zu Organen gruppieren. Unter einem Organ verstehen wir einen Zellkomplex, der eine ganz bestimmte Funktion zu verrichten hat. So ist z. B. das Herz das Organ, welches den Blutkreislauf aufrecht erhält, der Darm hat die Verdauungsarbeit zu leisten und so fort. Die Organe bilden als weitere Einheit die Organsysteme. Wir sprechen vom Knochen-, Muskel-, Nerven-, Eingeweidesystem usw.

Zweite Vorlesung.

Knochensystem. — Muskelsystem. — Nervensystem. — Sinnesorgane.

Am Knochensystem (Skelett) unterscheiden wir:

1. Platte Knochen (z. B. Gesichts- und Schädelknochen); die letzteren sind durch Nähte miteinander verbunden;
2. lange Röhrenknochen (Oberarm-, Unterschenkelknochen);
3. kurze Knochen (Wirbel, zwischen denen die filzartigen Zwischenwirbelscheiben eingeschaltet sind).

Die Namen der einzelnen Knochen aufzuführen, ist hier nicht der Platz.

Was die spezielle Knochenstruktur anbetrifft, so ist hier die Bein- oder Knochenhaut zu nennen, die bei der Heilung von Knochenbrüchen eine wesentliche Rolle spielt; dann die Rinde des Knochens, welche infolge ihres hohen Kalkgehaltes dem Knochen seine spezifische Festigkeit verleiht; endlich das blutreiche Knochenmark, das im Innern des Knochens angeordnet ist.

Die Knochen dienen dem Körper als Gerüst, als Stütze zum Ansatz der Muskeln; ferner stellen sie einen Schutz lebenswichtiger Organe (Gehirn, Rückenmark, Organe der Bauch- und Brusthöhle) dar. Die Enden der Röhrenknochen, und beispielsweise auch die Rippen an den Stellen, wo sie in das Brustbein übergehen, sind von glattem Knorpelgewebe überzogen. Durch gelenkige Verbindungen ist eine Bewegungsmöglichkeit der Knochen gegeneinander gewährleistet.

Das Gelenk selbst besteht aus der derben sehnigen Gelenkkapsel. Zwischen ihr und den knorpeligen Gelenkflächen befindet sich die Gelenkschmiere, eine schleimige Substanz, die jegliche Reibung bei der Bewegung der Gelenke verhindert.

Die Skelettmuskeln bestehen aus Muskelbündeln, die ihrerseits wiederum aus den Muskelfasern und diese aus den Muskelzellen, den kleinsten, mikroskopisch wahrzunehmenden Bausteinen des Muskelgewebes zusammengesetzt sind. Die Muskulatur besitzt die Fähigkeit der Zusammenziehung und Erschlaffung. Die Muskelbäuche gehen an ihren Ansatzstellen am Knochen in Sehnen über. Außer der Bewegung unserer Gliedmaßen, welche durch die Tätigkeit der Muskeln zustande kommt, spielen sich im Muskel wichtige Stoffwechselvorgänge ab (Vorratskammer für Stärke, Verbrennung, Wärmebildung).

Außer der bisher besprochenen quergestreiften, wozu auch die unsere Gesichtsmimik beherrschenden Muskelgruppen gehören, begegnet uns glatte Muskulatur vorwiegend in den Eingeweiden (z. B. Harnblase, Magendarmkanal). Während die quergestreiften unserem Willen unterworfen sind, der ihnen befiehlt, sich jetzt zusammenzuziehen und jetzt zu erschlaffen, arbeiten die glatten Muskelzellen unwillkürlich. Gewissermaßen in der Mitte zwischen den beiden genannten Muskelzellarten steht die Herzmuskulatur, welche nicht unserem Willen untersteht und ihrem Bau zufolge anders gestaltet ist als die quergestreifte und glatte Muskulatur.

Ich hatte schon hervorgehoben, daß die Skelettmuskulatur unter dem Befehl unseres Willens steht. Der Wille ist das Produkt eines sich im Gehirn abspielenden seelischen Vorganges. Das Gehirn (Abb. 1) liegt in der Schädelhöhle und ist von der harten, Spinneweben- und weichen Hirnhaut umgeben. Wir unterscheiden das Großhirn, Kleinhirn und verlängerte Mark, welches sich in das im Wirbelkanal geschützt liegende Rückenmark fortsetzt. Gemäß unseres Körperbaues ist auch das Zentralnervensystem, worunter wir insgesamt das Gehirn und Rückenmark verstehen, paarig angelegt. Wir sprechen von einer rechten und linken Hälfte der einzelnen Abschnitte.

Das Großhirn, welches zahlreiche Windungen und Furchen aufweist, um bei den engen Raumverhältnissen der knöchernen Schädelhöhle über eine möglichst große Oberfläche zu verfügen, ist der Sitz unseres Bewußtseins, unserer Vorstellungen und Ideen. Der Verstand (Intellekt) ist gewissermaßen die Summe alles dessen, was wir im Gehirn von Jugend auf an verschiedenartigsten Eindrücken in uns aufnehmen. Die Sinneswerkzeuge spielen dabei eine sehr wichtige Rolle. Das Auge (Gesichtssinn), das Ohr (Gehör), die Nase (Geruch), die Zunge (Geschmack), die Haut (Gefühl) sind die Eingangspforten für alle unsere Wahrnehmungen. Im Großhirn werden alle diese Eindrücke als Erinnerungsbilder aufgestapelt. Faßt ein Mensch etwas schnell auf, vermag er logisch Vorstellung an Vorstellung zu knüpfen, so nennen wir ihn klug, intelligent. Aus zielbewußtem Zusammenfassen verschiedener Ideen bildet sich

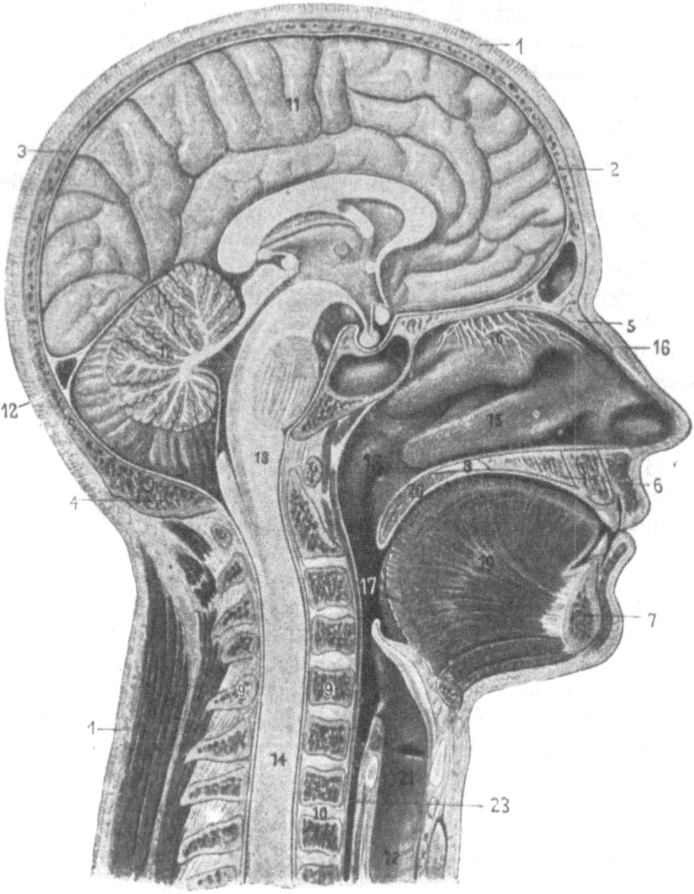

Abb. 1. Längsschnitt durch Kopf und Hals des Menschen.
(Nach Schmeil, Naturwissenschaftl. Unterrichtswerk. Der Mensch. VI.)

1 Körperhaut. *2* Stirnbein mit Stirnhöhle. *3* Scheitelbein. *4* Hinterhauptsbein. *5* Nasenbein. *6* Oberkiefer und *7* Unterkiefer mit je einem Schneidezahne. *8* Gaumenbein. *9* Wirbel. *10* Zwischenwirbelscheibe. *11* Großhirn. *12* Kleinhirn. *13* Verlängertes Mark. *14* Rückenmark. *15* Nasenhöhle. *16* Riechnerv. *17* Rachenhöhle. *18* Öffnung der Ohrtrompete. *19* Zunge. *20* Weicher Gaumen mit Zäpfchen. *21* Kehlkopf. *22* Luftröhre. *23* Speiseröhre.

das Urteil, das durch Erfahrungen, die wir machen, gesichert wird und uns zu sachgemäßem Handeln befähigt. Außerdem besitzt das Großhirn Zentren, von denen aus unsere Körpermuskulatur Befehle empfängt. Das Kleinhirn hat u. a. neben dem inneren Ohr die wichtige Leistung der Regulierung unseres Körpergleichgewichtes. Das verlängerte Mark und Rückenmark ist wie ein Kabel gebaut; in ihm liegen die bündelförmig angeordneten einzelnen Nervenbahnen, die als Nerven durch die seitlichen Wirbellöcher aus dem Rückenmark austreten und sich zu allen Organen und Zellen begeben. Die Bausteine der einzelnen Nerven sind die durch protoplasmatische Fortsätze ihres Leibes ausgezeichneten Nervenzellen. Nach der Art ihrer Leistung teilen wir die Nerven ein in Bewegungs- und Empfindungsnerven. Die ersteren sind die schon öfters genannten vom Gehirn zur Muskulatur hinziehenden Leitungsbahnen, die letzteren die umgekehrt von der Haut (Tast- und Temperatursinn, Schmerz) nach dem Gehirn hinziehenden Bahnen. An dieser Stelle sei auch das Eingeweidenervensystem (sympathisches Nervensystem) erwähnt, welches die unwillkürlich arbeitenden Organe, wie das Herz, den Magendarmkanal usw. beherrscht.

Hier schließe ich die Schilderung der Sinnesorgane an.

Der Augapfel liegt in der knöchernen, mit reichlichem Fettpolster ausgekleideten Augenhöhle. Von Schutzvorrichtungen des Auges sind zu nennen: die Augenbrauen, die den Stirnschweiß abhalten, die Lider und Wimpern, welche das Auge vor dem Eindringen von Fremdkörpern schützen, ferner die an der äußeren oberen Seite der Augen gelegenen Tränendrüsen. Das Auge (Abb. 2) besteht:

1. aus der weißen oder harten Haut, die in den vorderen durchsichtigen Partien Hornhaut genannt wird,
2. aus der Aderhaut,
3. aus der Netzhaut, auf der sich die Endigungen des Sehnerven ausbreiten.

Die Lichtstrahlen fallen durch das Sehloch (Pupille) in das Auge hinein. Die Pupille, die sich bei Helligkeit verengt, in der Dunkelheit erweitert, wird begrenzt von der Regenbogenhaut. Der Gang der Lichtstrahlen ist folgender: Zunächst durchdringen sie die Hornhaut, die vordere Augenkammer, dann die hinter der Regenbogenhaut gelegene Linse. Hinter der Linse befindet sich der gallertige Glaskörper, welcher andererseits der Netzhaut anliegt. Wie in der photographischen Kammer entsteht in unserem Auge ein umgekehrtes verkleinertes Bild des vor dem Auge befindlichen Gegenstandes. Wenn dasselbe auf die Netzhaut fällt, wird auf diese (Stäbchen-, Zapfenzellen) ein Reiz ausgeübt, der durch den Sehnerven an das Gehirn weiter-

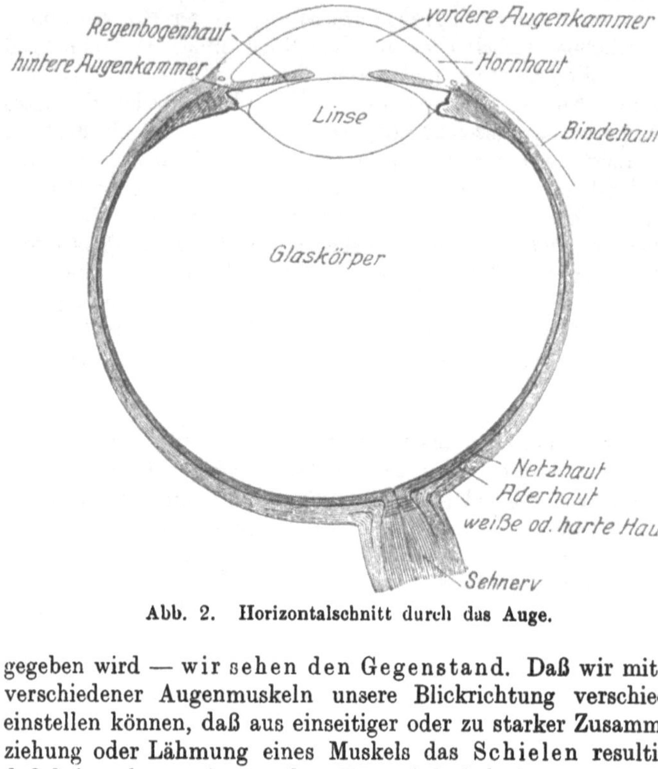

Abb. 2. Horizontalschnitt durch das Auge.

gegeben wird — wir sehen den Gegenstand. Daß wir mittels verschiedener Augenmuskeln unsere Blickrichtung verschieden einstellen können, daß aus einseitiger oder zu starker Zusammenziehung oder Lähmung eines Muskels das Schielen resultiert, daß bei zu langer Augenachse Kurzsichtigkeit, bei zu kurzer Augenachse Weitsichtigkeit entsteht, daß wir Trübungen der Linse als grauen Star bezeichnen, sei hier nur angedeutet.

Das menschliche Ohr (Abb. 3) besteht aus dem äußeren, mittleren und inneren Ohr. Durch die Ohrmuschel, die als Schalltrichter wirkt, pflanzen sich die Schallwellen durch den

S förmig gebogenen, mit Schmalz sezernierenden Drüsen besetzten äußeren Gehörgang fort zu der schräg ausgespannten Membran, dem Trommelfell. Hinter dem Trommelfell beginnt die Paukenhöhle oder das Mittelohr. Durch die Ohrtrompete, einem mit Schleimhaut überzogenen Verbindungskanal zwischen dem Nasenrachenraum und dem Mittelohr, wird dafür gesorgt, daß das Trommelfell auf beiden Seiten unter dem gleichen Luftdruck steht. Der Schall wird vom Trommelfell zunächst auf die Gehörknöchelchen: Hammer, Amboß, Steigbügel, übertragen. Die Fußplatte des Steigbügels steht in inniger Verbindung mit dem ovalen Fenster, das den Eingang zum inneren Ohr eröffnet. Das letztere besteht aus dem Vorhof, der Schnecke und den Dreibogengängen und wird als Ganzes auch Labyrinth genannt. Die Schallwellen werden also zum ovalen Fenster fortgeleitet. Die Schwingungen teilen sich dem Gehörwasser, welches im Innern des Labyrinths zirkuliert, mit; dadurch kommt es zu einer Reizung der Enden des Hörnerven. Diese wird in gleicher Weise wie die Lichterregung vom Sehnerven zum Sehzentrum nun zu dem Gehörzentrum fortgeleitet — wir hören einen Ton, einen Klang oder ein Geräusch.

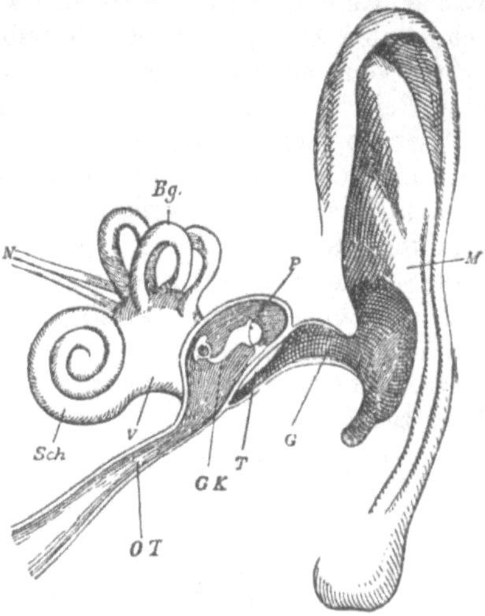

Abb. 3. Ohr des Menschen (schematisch). (Nach Schmeil, Naturwissenschaftl. Unterrichtswerk. Der Mensch. VI.)
M Ohrmuschel. *G* Gehörgang. *T* Trommelfell. *P* Paukenhöhle (Mittelohr). *GK* Gehörknöchelchen. *OT* Ohrtrompete. *V* Vorhof. *Sch* Schnecke. *Bg* Bogengänge. *N* Gehörnerv.

In der Nasenhöhle breitet sich der Geruchsnerv aus; seine Endigungen, die Riechzellen, tragen feine Härchen an ihren freien Enden. Wenn gasförmige Stoffe über die stets feuchte Nasenschleimhaut hinwegziehen, findet eine Reizung der spezifischen Geruchszellen statt. Dieser Reiz wird zum Gehirn

(Riechzentrum) fortgeleitet — wir nehmen einen Geruch wahr.

Der Sitz unserer Geschmacksempfindung ist außer einer am weichen Gaumen gelegenen Zone vorwiegend die Zunge. Namentlich in den hinteren Partien derselben liegen kleine Wärzchen, welche von den Fasern der Geschmacksnerven umsponnen sind. Eine Reizung derselben durch flüssige oder durch den Speichel verflüssigte Stoffe wird wiederum zum Gehirn (Geschmackszentrum) fortgeleitet — wir empfinden einen Geschmack.

Als letztes Sinneswerkzeug hätte ich hier die Haut anzuführen, den Sitz des Temperatur-, Druck- und Tastsinnes. Diese Sinne sind an verschiedenen Körperstellen verschieden fein ausgebildet. Die Tastkörperchen insbesondere stehen zu den einzelnen Empfindungsnerven in enger Beziehung. Eine Reizung der Nervenendigungen hat die spezifische Sinnesempfindung zur Folge.

Dritte Vorlesung.

Blut. — Blutkreislauf. — Atmung.

Das Blut ist eine rote, etwas klebrige Flüssigkeit, die in einem sich im Körper baumartig verästelnden und netzförmig alle Organe und Zellen umgebenden Röhrensystem zirkuliert. Wie alle Gewebe des Körpers besteht auch das Blut aus Zellen, und zwar unterscheiden wir die Blutflüssigkeit (Serum) und die darin schwimmenden, durch den eisenhaltigen Blutfarbstoff ausgezeichneten roten und die in geringerer Anzahl im Blute vorhandenen beweglichen weißen Blutkörperchen. Das Blut spielt eine sehr wichtige Rolle bei allen Lebensvorgängen in unserem Organismus: bei der Atmung, dem Blutkreislauf, der Verdauung, kurz dem gesamten Stoffwechsel. Blut, das beispielsweise durch einen Aderlaß dem Körper entnommen ist, gerinnt. Es bildet sich ein Blutgerinnsel, ein faseriger Eiweißkörper (Fibrin) wird aus dem Serum abgeschieden. Nur unter krankhaften Veränderungen kommt es während des Lebens zur Gerinnung in den Blutgefäßen.

Das Blut bewegt sich in den Pulsadern (Arterien) und Blutadern (Venen). Schneidet der Chirurg eine Arterie an, so spritzt das hellrote, sauerstoffreiche Blut im Strahl aus dem pulsierenden Gefäße heraus. Die Venen, welche im Gegensatz zu den Arterien dunkles, kohlensäurereiches Blut zum Herzen zurückführen, sind dünnwandiger und zeigen keine Pulsation. Eine venöse Blutung ist schwerer zu stillen, das Blut fließt aus einer verletzten Vene wie aus einer Quelle. Die Verteilung der Gefäßarten im Körper ist derart, daß auf eine Arterie im Durchschnitt etwa zwei Venen kommen. Die Blut- und Pulsadern spalten sich in immer feinere Ästchen auf und bilden das Haargefäßsystem, kleinste Röhrchen (Kapillaren), die nur mit dem Mikroskop wahrzunehmen sind. Später komme ich nochmals auf diese Verhältnisse zurück.

Zwischen dem arteriellen und venösen ist ein drittes System, das der Saugadern (Lymphgefäße) eingeschaltet. Dasselbe reguliert vorwiegend den Stoffwechsel zwischen den einzelnen Zellen und dem Blute. Die zwischen allen Körperzellen vorhandene Gewebsflüssigkeit (Lymphe) sammelt sich in den Lymphspalten, die sich zu Lymphgefäßen auswachsen, welche im Milchbrustgange in die Halsvenen münden. Die Saugadern sind durch kleine bohnenförmige Gebilde, die Lymphdrüsen, unterbrochen, welche bei der Blutbildung, ferner bei Entzündungsvorgängen, bei der Infektion (vgl. Vorlesung XIII) eine Rolle spielen. In Bau und Funktion gleicht einer Lymphdrüse die Milz, welche in der dem Magen benachbarten linken Oberbauchgegend gelegen ist.

Nach Schilderung des Baues der Arterien und Venen habe ich Sie mit dem Blutkreislauf bekannt zu machen.

Das Herz, welches zum weitaus größeren Teil in der linken Hälfte des Brustkorbes von beiden Lungen umgeben gelegen ist, stellt einen Hohlmuskel dar. Seine Größe entspricht etwa der Faust des betreffenden Menschen. Das Herz ist in einen glattwandigen feuchten Beutel eingeschlossen. Durch eine längsverlaufende Scheidewand ist das Herz in zwei Hälften, das rechte (venöse) und das linke (arterielle) Herz, geteilt. Jeder Herzabschnitt ist außerdem quergeteilt, so daß im ganzen vier Herzabschnitte: rechter Vorhof, rechte Kammer, linker Vorhof, linke Kammer zu unterscheiden sind.

Wie jeder Muskel besitzt auch das Herz die Eigenschaft der Zusammenziehung und Erschlaffung. Die Gestaltsveränderung des Herzens geht in regelmäßiger rhythmischer Weise vonstatten.

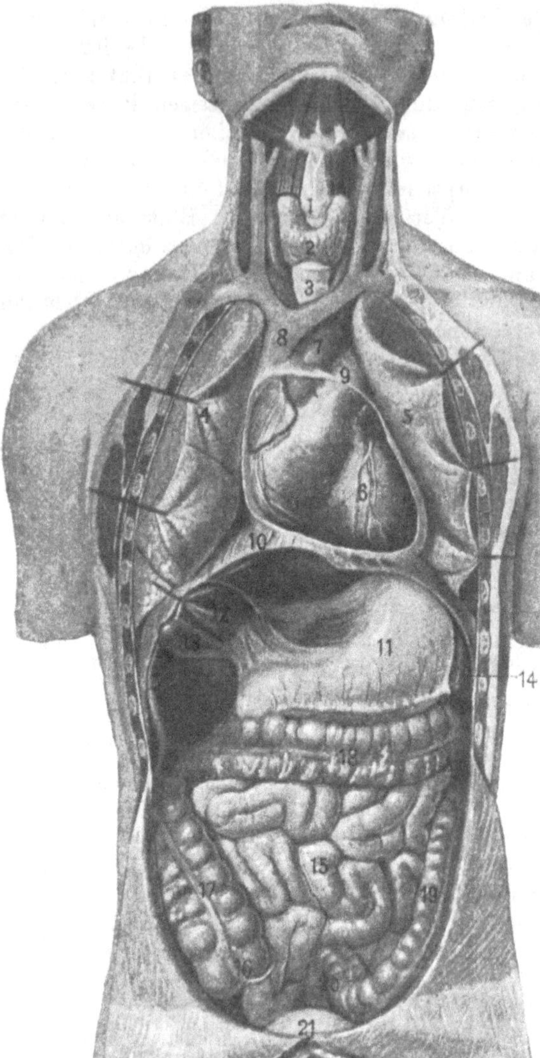

Abb. 4. Geöffnete Brust- und Bauchhöhle des Menschen.
(Nach Schmeil, Naturwissenschaftl. Unterrichtswerk. Der Mensch. VI.)

Im Herzschlag, beziehentlich im Pulsschlag, kommt dieselbe zum Ausdruck. Bei jeder Erschlaffung des Herzmuskels strömt das Blut vom Körper in das Herz hinein; bei jeder Zusammenziehung wird Blut in die Schlagader hineingeschleudert. Die Menge des ausgeschleuderten und des einfließenden Blutes ist unter normalen Verhältnissen stets die gleiche.

Das venöse (kohlensäurereiche) Blut sammelt sich in der oberen und unteren Hohlvene und gelangt durch den rechten Vorhof nach der rechten Kammer, und von da in die Lungenschlagader. (Der Name Schlagader für ein Gefäß, das venöses Blut führt, erklärt sich daraus, daß das Blut vom Herzen zur Lunge zirkuliert.) Hier findet durch Sauerstoffzutritt eine Veränderung des venösen Blutes statt, es wird hellrot, arteriell. Dieses sauerstoffreiche Blut wird nun durch die Lungenader (obgleich sie arterielles Blut führt, Vene genannt, weil das Blut zum Herzen zurücktransportiert wird) nach dem linken Vorhof, der linken Herzkammer und von da aus in die Hauptschlagader (Aorta) hineingetrieben. Dieses Gefäß spaltet sich in immer feinere und feinste Gefäßästchen auf. Die feinsten Röhren, welche sich im ganzen Körper verbreiten, sind die Haargefäße. Dieses System steht in engster Verbindung mit den feinsten Venen, die aus kleinsten Anfängen in die Hohlvene einmünden. Somit ist der Kreislauf geschlossen. Wir unterscheiden den kleinen oder Lungenkreislauf und den großen oder Körperkreislauf.

Die Funktion des Herzens besteht darin, die Zirkulation zu regulieren. Durch ventilartige, segel- und taschenförmige Klappen, welche zwischen den einzelnen Herzabschnitten liegen und sich in ganz bestimmter Richtung öffnen und schließen, wird der Kreislauf aufrecht erhalten; das Herz wirkt wie eine Druck- und Saugpumpe. Bei der Zusammenziehung der beiden Vorhöfe bzw. der beiden Kammern wird unter hohem Druck die im

Erklärungen zu Abb. 4:

1 Kehlkopf. *2* Schilddrüse. *3* Luftröhre. *4* Rechte und *5* linke Lunge; beide durch Haken emporgehoben. *6* Herz, von dem geöffneten Herzbeutel umgeben. *7* Große Körperschlagader (Aorta). *8* Obere Hohlvene, die das Blut aus dem oberen Körperteile in die rechte Vorkammer leitet. *9* Schlagader, die das Blut aus der rechten Herzkammer in die Lungen führt. *10* Zwerchfell. *11* Magen. *12* Leber, durch einen Haken emporgehoben. *13* Gallenblase. *14* Milz. *15* Dünndarm. *16—20* Dickdarm (*16* Anfangsteil: Blinddarm mit Wurmfortsatz, *17* aufsteigender, *18* horizontaler, *19* absteigender Ast des Dickdarms). *20* Mastdarm. *21* Harnblase.

Herzen vorhandene Blutmenge in den Körper hineingeschleudert, bei jeder Erschlaffung des Herzens wird das venöse Blut in das Herz eingesogen, wobei die Einatmung diesen Vorgang wesentlich erleichtert. Dieses Spiel der Blutfüllung und Blutentleerung des Herzens findet 60 bis 80mal in der Minute statt.

Im engen Zusammenhang mit dem Blutkreislauf steht die Atmung. Während der Stickstoff der atmosphärischen Luft (zu etwa 80 % in der Luft enthalten) keinerlei Rolle bei der Atmung spielt, ist der Sauerstoffgehalt (zu ca. 20 % in der Luft) äußerst bedeutungsvoll. Ohne ihn ist überhaupt kein Leben denkbar. Nur einige Bakterienarten brauchen keinen Sauerstoff zu ihrem Leben.

Gewissermaßen den Vorposten unserer Luftwege stellt die Nase dar. Dieselbe ist nicht nur der Sitz unseres Geruchssinnes (vgl. Vorlesung II), sondern sie hat auch wichtige andere Leistungen zu vollführen. Einmal wird in der Nase die eingeatmete Luft auf unsere Körpertemperatur erwärmt, ferner besitzt die Nasenschleimhaut infolge ihrer sie auskleidenden Flimmerzellen die Fähigkeit, Ruß, Bakterien usw. abzufangen; ohne diese beiden Schutzvorrichtungen hätten wir stets Katarrhe der Luftwege; der Infektion wären ständig Tor und Tür geöffnet. Kinder, welche mit offenem Munde schlafen, meist infolge von Wucherungen der Rachenmandeln, weisen häufig entzündliche Veränderungen in den tiefer gelegenen Atmungswegen auf. Die Luft streicht durch die Nasenhöhle zum Nasenrachenraum, dann durch den Kehlkopf, der zugleich das Organ unserer Stimme darstellt, in die ebenfalls aus Knorpelringen zusammengesetzte Luftröhre. Dieselbe teilt sich in die beiden Bronchien, welche sich in immer feinere und feinste Röhren verzweigen. Der Bronchialbaum, wie wir das ganze Röhrensystem nennen, geht schließlich in die Lungenbläschen, die mikroskopisch sichtbaren kleinsten Bestandteile des Lungengewebes über; diese bergen diejenigen Zellen, in welchen der Gasaustausch vor sich geht. Die Lungen bestehen aus einer unendlich großen Zahl solcher Bläschen. Überzogen sind die Lungen von dem glatten feuchten Rippenfell, welches sich von der Lunge aus auf die Innenseite des Brustkorbes umschlägt. Die Lungenbläschen sind mit Zellen austapeziert, welche von zahlreichen Haargefäßen umsponnen sind. Der Sauerstoff der Luft dringt in diese Zellen ein und wird von ihnen in das Haargefäßsystem speziell an die roten Blutkörperchen abgegeben. Diese binden den Sauerstoff und führen ihn durch die Zirkulation zu allen Körperzellen hin. Gleichzeitig entnehmen die Lungenbläschen dem Blute die durch den Zellstoffwechsel entstandene Kohlensäure, welche durch die Ausatmung unseren Körper verläßt. Diesen Vorgang der Sauerstoffaufnahme und Kohlensäureabgabe nennen wir Atmung.

Bei der Einatmung erweitert sich der Brustkorb und gleichzeitig füllt sich die Lunge mit Luft. Der wichtigste Einatmungsmuskel ist das Zwerchfell, jene kuppelförmige Muskelspange, welche die Brust- von der Bauchhöhle trennt. Eine Zusammenziehung des Zwerchfells bedeutet eine Vergrößerung des Brustkorbes nach unten. Außerdem beteiligen sich bei der Atmung namentlich die Zwischenrippenmuskeln, ferner vom Schultergürtel zum Brustkorb ziehende Muskelgruppen. Die Ausatmung ist eine rein passive Bewegung, wobei keine Muskelkräfte im Spiele sind; nur bei erschwerter Atmung (Atemnot) treten auch bei der Ausatmung (Verkleinerung des Brustraumes) Muskeln in Tätigkeit. Vom Schädel zum Schlüsselbein und zur Schultergegend hinziehende Muskelgruppen rufen bei aufgestützten Armen eine Hebung (Erweiterung) des oberen Teiles des Brustkorbes hervor.

Vierte Vorlesung.

Verdauung. — Ausscheidungsorgane.

Ich habe Ihnen bereits auseinandergesetzt, daß wir den zum Leben so notwendigen Sauerstoff der atmosphärischen Luft entnehmen. Die übrigen Bausteine unseres Körpers entstammen dem Tier- und Pflanzenreich. Nur in flüssiger gelöster Form können die Nahrungsmittel ins Zellinnere aufgenommen werden. Die Verdauung hat die Aufgabe, unsere Nahrungsstoffe durch Einwirkung verschiedener von Drüsen abgeschiedener Säfte für die Aufnahme in die Zellen und in das Blut vorzubereiten.

Ehe ich auf den eigentlichen Verdauungsvorgang eingehe, muß ich einige Bemerkungen über unsere Nahrungsmittel vorausschicken. Unsere Nahrung besteht aus Eiweißkörpern, Kohlehydraten und Fetten, dazu gesellen sich mineralische Salze und das als Lösungs- und Verdünnungsmittel äußerst bedeutungsvolle Wasser. Als Vertreter eines Körpers aus der Gruppe des tierischen Eiweißes nenne ich das Fleisch, aus der Gruppe der Kohlehydrate (Stärke und Zucker) das Brot und die Kartoffel, aus der Reihe der Fette führe ich hier die Butter und die verschiedenen Öle an. Was wir unserem Körper an Salzen darreichen, entnehmen wir namentlich dem Pflanzenreich, das Wasser führen wir nicht nur als Getränk, sondern auch in Gestalt von Suppen usw. unserem Organismus zu. Zwei Nährmittel seien noch besonders hervorgehoben: die Milch und die Eier. Wie die Milch die beste Nahrung für den Säugling ist, weil sie alle Bausteine, deren der Körper zum Aufbau und Wachstum bedarf, in sich birgt, besitzt das Ei alle für das Leben des werdenden Hühnchens nötigen Nährstoffe.

Endlich sind auch die Gewürze (Pfeffer, Zimt usw.) und die Genußmittel (Kaffee, Tee) sowie die geistigen Getränke hier aufzuführen.

Das Ideal einer Ernährung ist die gemischte Kost, d. h. eine Kost, die in richtigem Verhältnis alle genannten Nährmittel umfaßt. Es ist nicht gleichgültig, wie die Speisen zubereitet werden. Durch Klopfen und Kochen sucht die Köchin die Muskelfasern des Fleisches zu lockern, damit unsere Verdauungssäfte leichter auf die einzelnen Zellen einwirken können. Durch die Röststoffe, die durch das Braten und Schmoren entstehen, wird der Geschmack der Speisen verbessert, damit der Appetit angeregt, ein Punkt, der von höchster Bedeutung ist. Zellulosehaltige, dem Pflanzenreich entstammende Speisen stellen die höchsten Anforderungen an die Leistungsfähigkeit unseres Magendarmkanals.

Die Verdauung beginnt in der Mundhöhle. Mittels der Zähne, die in gleicher Weise wie die übrigen Knochen gebaut sind (Zahnschmelz, Zahnbein, Zahnhöhle), zerbeißen, zerreißen und zermahlen wir den Bissen. In der Mundhöhle liegen die Speicheldrüsen. Wir unterscheiden im einzelnen die paarig angelegten Unterkiefer-, Unterzungen- und Ohrspeicheldrüsen. Epidemische Entzündungen der letzteren bezeichnet man als Ziegenpeter. Hier muß ich Ihnen den Bau einer Drüse überhaupt kurz schildern. Unter einer Drüse versteht man ein meist schlauchförmig mit Zellen austapeziertes Gewebe, welches die Fähigkeit besitzt, einen spezifischen Saft abzusondern. Jede Drüsenzelle arbeitet nur, wenn ihr eine Aufgabe gestellt ist. Die Natur geht in allem äußerst haushälterisch vor. Die Drüsen der Mundhöhle liefern den zähschleimigen Speichel; derselbe vermischt sich innig mit dem zerkauten und durch intensive Bewegung der Zunge durchgekneteten Bissen, d. h. der Bissen wird eingespeichelt und für den Schluckakt schlüpfrig gemacht. Außerdem findet in der Mundhöhle ein chemischer Prozeß statt, der Speichel verwandelt Stärke in Zucker. Sobald der Bissen zur Zungenwurzel vorgeschoben, ist er unserem Willen entzogen, wir schlucken die Nahrung hinunter. Dieselbe passiert dabei den Rachen und gelangt durch die Speiseröhre in den Magen; der Kehldeckel schließt sich in dem Augenblick, in welchem der Bissen die Kreuzungsstelle der Luft- und Speiseröhre passiert. Schließt sich der Kehldeckel bei zu hastigem oder unachtsamem Essen nicht rechtzeitig, so verschlucken wir uns.

Der sackförmige Magen dient als Vorratskammer für die Nahrungsmittel. In ihm findet infolge der Tätigkeit der glatten Muskulatur eine weitere mechanische Mischung des Speisebreies statt. Der Magen liefert ferner den sogenannten Magensaft, das Sekret der Magendrüsen, welches aus Salzsäure und Pepsin besteht. Dieser Saft ist eingestellt auf die Verdauung der Eiweißkörper; sie werden durch die Salzsäure gelöst (Peptone). Nur das peptonisierte Eiweiß kann durch die Zellmembranen in das Zellinnere aufgenommen werden und somit in unseren Blut- und Säftestrom gelangen. Etwa dreimal in der Minute öffnet sich der den Magenausgang (Pförtner) umschließende Ringmuskel; es wird eine kleine Menge Speisebreies in den Zwölffingerdarm, den ersten Abschnitt des etwa 6 m langen Dünndarmes hineingetrieben. Der letztere liegt in zahlreichen Windungen in der Bauchhöhle. Im Dünndarm wirkt ein weiterer Verdauungssaft auf den Speisebrei ein, nämlich das Sekret der blutreichen, in der rechten Oberbauchgegend gelegenen Leber, die Galle. Diese sammelt sich in der Gallenblase und stellt eine braungrünliche Flüssigkeit dar, welche sich besonders der Fettverdauung annimmt. Durch Zutritt der Galle werden die Fette in feinste Tröpfchen zerteilt, man nennt diese Veränderung der Fette Emulsion. Außerdem ergießt sich der Saft der hinter dem Magen gelegenen Bauchspeicheldrüse in den Zwölffingerdarm. Alles was bisher durch den Speichel (Kohlehydrate), Pepsinsalzsäure (Eiweiß), Galle (Fette) von den Nahrungsmitteln noch nicht in gelöste für die Körperzellen aufnehmbare Form übergeführt ist, wird von diesem Sekret besorgt. Im weiteren Verlauf des Dünndarmes findet nun die Aufsaugung der einzelnen Nährstoffe statt. Hierbei spielen die im Dünndarm vorhandenen mikroskopisch sichtbaren Darmzotten eine große Rolle. Die gelösten Nährstoffe werden durch die Membranen der einzelnen Zellen, welche die Darmzotten bilden, aufgesogen und durch die Blutgefäße den einzelnen Organzellen zugeführt, die emulgierten Fette, nachdem sie auf dem Umwege über das Lymph(Chylus)-Gefäßsystem ins Blut übergetreten sind. In der rechten Unterbauchgegend geht der Dünndarm in den Dickdarm über, der in seinem ersten Abschnitt auch Blinddarm genannt wird. In ihn mündet der Wurmfortsatz. Wir unterscheiden einen aufsteigenden, horizontalen und absteigenden Dickdarmast. Der letzte Teil des Dickdarmes wird auch Mastdarm (Rektum) genannt (vgl. Abb. 4). Im Dickdarm findet die Eindickung des Speisebreies zum Kot statt. Letzterer besteht aus unverdauten Speise-, namentlich Zelluloseresten und zahlreichen Bakterien. Die Farbe des täglich abgesetzten Stuhlganges rührt von dem Gallenfarbstoff her. Der Kotgeruch beruht auf sich im Dickdarm abspielenden bakteriellen, chemischen Vorgängen.

Unsere Organe erhalten, wie ich im einzelnen ausgeführt habe, durch die Atmung den Sauerstoff, andere Nährstoffe (Zucker, Peptone, emulgierte Fette, Wasser und Salze) durch den Magendarmkanal zugeführt; andererseits werden wiederum diejenigen Stoffe, die im Körperhaushalt ausgespielt haben, als Schlacken nach außen abgegeben (ausgeatmete Kohlensäure, Urin, Stuhlgang).

Ich hätte Ihnen nun über die Ausscheidungsorgane das Wesentliche mitzuteilen, soweit ich nicht schon im Vorhergehenden auf diese Punkte habe eingehen müssen.

Das Wasser, das wir mit der Nahrung dem Körper zuführen, verläßt wieder auf drei Wegen den Körper: einmal durch die Lunge — denken Sie etwa an das Behauchen einer kalten Fensterscheibe durch unseren Atem —, ferner durch die Nieren (Urin) und endlich durch die Haut (Schweiß). Bei allen diesen Vorgängen ist das Blut das vermittelnde Organ.

Die Nieren, bohnenförmige Drüsen, welche an der hinteren Wand der Bauchhöhle liegen und in eine Fettkapsel eingehüllt sind, bestehen aus der Rinden- und Markschicht. In der ersteren finden sich knäuelförmig angeordnete Blutgefäße, durch deren Wände die in Wasser gelösten Stoffe (Salze, Abbauprodukte des Eiweißes, Harnstoff, Harnsäure usw.) abgesondert werden. Das Sekret der Nieren, der Urin, wird durch zahlreiche gewundene und langgestreckte, mit Zellen ausgekleidete Harnkanälchen fortgeleitet, tritt aus dem Nierenbecken in die beiden etwa stricknadeldicken Harnleiter und von da in die Harnblase und wird durch die Harnröhre nach außen entleert.

Die Haut, welche unsere gesamte Körperoberfläche, sowie als Schleimhaut die inneren Kanäle unserer Eingeweide auskleidet, ist ein äußerst bedeutungsvolles Organ. Wir unterscheiden außer der Oberhaut die Lederhaut, ein aus verschiedenen Schichten angeordnetes Gewebe. Die Haut ist in erster Hinsicht ein wichtiges Schutzorgan unseres Körpers gegen äußere Einwirkungen. Die Haut sowie das Unterhautbindegewebe und Fettpolster sind schlechte Wärmeleiter, was für die Aufrechterhaltung unserer Körperwärme wesentlich ist. In der Haut befinden sich zahlreiche Schweißdrüsen, welche für die Wärmeregulation von Bedeutung sind. Wie wichtig die Schweißdrüsen sind, möchte ich an einem Beispiel erörtern. Ein Mann, welcher die Abnormität aufwies, keine Schweißdrüsen zu besitzen, reiste noch vor einigen Jahren von Klinik zu Klinik. Dieser Mann konnte seine Körpertemperatur nicht regulieren. Stellte man ihn an einen heißen Ofen, so erwärmte er sich bis auf 40° und mehr, brachte man ihn in die Kälte, so zeigte er auffallend tiefe Temperaturgrade. Dieser Mensch war infolge des Fehlens jeglicher Schweißdrüsen für das Leben unbrauchbar.

Außer den Schweißdrüsen, welche also im Wärmehaushalt (Verdunstung, Schweiß), auch bei der Ausschwemmung von Giften aus dem Körper eine Rolle spielen, besitzt unsere Haut zahlreiche Talgdrüsen, welche dieselbe geschmeidig erhalten und die einzelnen Härchen einfetten.

Fünfte Vorlesung.

Begriff der Krankheit. — Einteilung der Krankheiten. — Krankenwartung. — Krankenbeobachtung.

Bisher habe ich Ihnen in gedrängter Form die Anatomie und Physiologie des menschlichen Körpers zur Darstellung zu bringen versucht. Ich hätte Sie nun über das Wesen der Krankheit zu orientieren. Natürlich kann ich auch hier nur einiges mir besonders wichtig Erscheinende skizzenhaft herausgreifen. Alle

Vorgänge im gesunden und kranken Organismus spielen sich weit komplizierter ab, als ich Ihnen das hier vortragen kann. Es ist mir vor allem darum zu tun, Ihnen die Grundvorstellungen möglichst klar zu machen.

Der Begriff der Krankheit ist äußerst schwer mit wenigen Worten zu erklären. Sie haben bereits die verschiedenartigen Leistungen, deren eine Zelle fähig ist, kennen gelernt. Wie ein kleines Stäubchen das Räderwerk einer Uhr zum Stehen bringen kann, genau so kann eine kleine Ursache, welche auf eine lebende Zelle einwirkt, ein großes Ereignis für den gesamten Körper zur Folge haben. Wenn wir eine Zelle als krank bezeichnen, so vermag keineswegs immer der pathologische Anatom Veränderungen an ihrer Gestalt wahrzunehmen. Häufig haben wir es mit Störungen zu tun, die wir nur aus dem Versagen, aus einer mangelhaften Leistungsfähigkeit der Zelle schließen. Wenn vereinzelte Zellen irgendwie geschädigt sind, so werden sich oft keine Krankheitserscheinungen am Körper bemerkbar machen. Die benachbarten, gleich gearteten Zellen werden gewissermaßen die schlechte Leistung durch besondere Anstrengung ihrerseits zu kompensieren suchen. Trifft aber eine Krankheitsursache größere Zellverbände, so erkrankt das betreffende ganze Organ.

Derjenige Arzt wird die größten Erfolge bei der Behandlung seiner Patienten aufweisen, welcher nicht die kranken Organe, sondern den kranken Menschen behandelt. Auch vergessen Sie es ja nicht als Krankenschwestern, daß die Beziehungen zwischen Körper und Geist viel innigere sind, als man gewöhnlich annimmt. Dadurch, daß sich der Arzt mit Verständnis mit den Beschwerden der Patienten beschäftigt, gewinnt er ihr Vertrauen; es sind eher Heilungsaussichten gegeben, als wenn nur das kranke Organ durch diese oder jene Maßnahme angegangen wird; der ganze Mensch muß individuell angefaßt „behandelt“ werden.

Aus didaktischen Gründen treffe ich eine Einteilung der Krankheiten, bei der ich mir wohl bewußt bin, daß dieselbe keineswegs einer wissenschaftlichen Kritik standhält. Ich unterscheide

1. Entzündungen der Organe. Jedes Organ kann durch Krankheits-(Entzündungs-)Erreger in fast stets, was die Grundzüge anbetrifft, gleicher Weise erkranken.
2. Infektionskrankheiten, z. B. Tuberkulose, Scharlach, Cholera.

Das Wesentliche über die Entzündung im allgemeinen, sowie über Infektionskrankheiten wird in Vorlesung XIII und XIV zur Sprache kommen. Ein prinzipieller Unterschied zwischen Gruppe 1 und 2 besteht nicht, bei beiden Kategorien spielt das Eindringen von Bakterien in den Körper eine Rolle. Bei Gruppe 1 bleibt die Entzündung auf ein Organ lokalisiert, es braucht nicht eine allgemeine Infektion vorzuliegen.

3. Geschwülste. Hier kommen vorwiegend die bösartigen Zellwucherungen, die Krebsgeschwülste (Karzinom, Sarkom) in Betracht.
4. Stoffwechselkrankheiten (Fettsucht, Gicht, Zuckerkrankheit).
5. Funktionelle Krankheiten. Um Ihnen klar zu machen, was wir darunter verstehen, führe ich ein Beispiel an: Ein Mensch produziert einen Magensaft, der zu wenig Salzsäure enthält, die Funktion der Magendrüsen ist gestört; oder aber ein Mensch ist ein nerven- und willensschwaches Individuum, die Leistungsfähigkeit seines Nervensystems hat gelitten; es besteht keine rein organische, eine funktionelle Erkrankung liegt vor.

Während die bisher angeführten Krankheitsgruppen fast ausschließlich, mit Ausnahme einiger Organentzündungen und der Geschwülste, das Gebiet des inneren Arztes ausmachen, umfaßt das an

6. Stelle zu nennende Gebiet (Knochenbrüche und Verrenkungen, Wundbehandlung usw.) (vgl. hierüber Vorlesung X—XII) die chirurgische Spezialität. Wir bezeichnen diese Krankheiten auch im Gegensatze zu den inneren als äußere. Natürlich gibt es da vielfache Übergänge, wird sehr häufig ein chirurgischer Eingriff als Maßnahme bei einem innerlich Erkrankten angezeigt sein. Zu den sogenannten Grenzgebieten gehört z. B. die Blinddarmentzündung.

Die Krankenwartung umfaßt alle die Handgriffe, die beim Bettmachen, Umbetten, Wäschewechsel usw. auszuführen sind, welche zusammengenommen für den Kranken eine große Hauptsache bedeuten. Erst allmählich durch fleißiges fortwährendes Üben unter der Anleitung einer erfahrenen Schwester werden Sie lernen, zielbewußt, mit sicher zufassender und doch zarter Hand diese wichtigen Handreichungen zu vollführen.

Die Krankenbeobachtung wird Ihnen in der ersten Zeit besondere Schwierigkeit bereiten, erst allmählich werden Sie einen Blick bekommen für die richtige Auffassung des Zustandes ihrer Pflegebefohlenen. Bei jedem Kranken ist eine genaue Pulszählung und Temperaturmessung durchzuführen. Der Puls wird gewöhnlich an dem an der Daumenseite gelegenen Vorderarmgefäß gezählt. Durch Auflegen des Zeige- und Mittelfingers nehmen Sie die Pulswelle wahr. Durch allmähliches vorsichtiges Zudrücken des Gefäßrohres bekommen Sie eine Vorstellung davon, ob der Puls schwach oder stark ist, d. h. ob die Herzkraft des betreffenden Menschen normal oder krankhaft verändert ist.

Der Puls kommt bekanntlich dadurch zustande, daß durch die Zusammenziehung und Erschlaffung des Herzmuskels rhythmisch eine bestimmte Blutmenge in die Pulsadern, die sich infolge ihrer Elastizität erweitern und verengern können, hineingeworfen wird. Die Pulszählung gestaltet sich bisweilen schwierig. Das zu tastende Gefäß liegt bei diesem oder jenem Patienten an abnormer Stelle, dann fühlt man nur schwach oder überhaupt nicht an der üblichen Stelle (dem Speichengefäß, Radialis) den Puls; oder aber die Herztätigkeit ist so gestört, daß die Pulswelle infolge mangelhaften Hinausschleuderns des Herzblutes in die Peripherie nicht mehr bis zur Arterie fortgepflanzt wird. Gelingt es Ihnen nicht, an der Vorderarmarterie den Puls zu fühlen, so dürfen Sie an dem Halsgefäß oder durch Auflegen der Hand auf die Herzgegend daselbst den Puls zählen. Normalerweise schlägt das Herz in der Minute 60—80mal, und zwar in regelmäßiger Weise.

Sie müssen wissen, daß die Pulszahl durch verschiedene Faktoren gesteigert bzw. verlangsamt sein kann. Eine größere körperliche Anstrengung, beispielsweise Treppensteigen, die Verabfolgung eines Bades, Aufregung, Schreck oder Freude, können oft zu einer bedeutenden Beschleunigung des Pulses Veranlassung geben. Es ist deshalb zweckmäßig, daß Sie stets unter möglichst gleichen Verhältnissen die Pulsbestimmung machen. Im Fieber ist meist ein Ansteigen der Pulszahl wahrzunehmen; ferner bei gewissen Herzkrankheiten, wobei auch öfters eine Unregelmäßigkeit des Pulses zur Beobachtung kommt. Hochgradige Pulsverlangsamung, 20—30 Schläge in der Minute, findet sich seltener, dann vorwiegend bei einigen Herzerkrankungen, sowie als Zeichen für erhöhten Druck im Schädelinnern. Sie zählen den Puls mittels des Sekundenzeigers der Uhr oder der sogenannten Pulsuhr, welche Sie jedoch zuerst auf Richtigkeit prüfen müssen.

Außer der Pulszählung haben Sie bei jedem Patienten die Körpertemperatur mit Hilfe des Fieberthermometers zu bestimmen. Die Messung der Körperwärme wird gewöhnlich in der Achselhöhle oder im Mastdarm vorgenommen; sie beträgt normalerweise circa 37 ° C. Meist sind die im Mastdarm gemessenen Temperaturen um $^1/_2$ Grad höher, als die in der Achselhöhle bestimmten. Sie müssen darauf achten, daß die Quecksilbersäule vor Einlegen des Thermometers den tiefsten Punkt einnimmt. Nach vorherigem Austrocknen der Achselhöhle legen Sie das Thermometer möglichst hermetisch in die Mitte der Achselhöhle hinein. Sie lassen den Patienten den Oberarm an die Brust andrücken; am besten führt dies der Patient aus durch Druck auf den Oberarm mit der anderen Hand. Das Thermometer läßt man nun 10 Minuten lang liegen und liest danach das Resultat ab. Erscheint das Ergebnis nicht einwandsfrei, so ist eine zweite Messung vorzunehmen. Es empfiehlt sich, öfters die Fieberthermometer auf einer Abteilung mit einem sicher richtig anzeigenden Instrument zu vergleichen. Die Thermometer sind am besten nach Gebrauch in Sublimatlösung (1,0 : 1000,0) zu desinfizieren. Führen Sie stets selbst das Thermometer bei der Messung im Mastdarm ein; besonders Schwerkranke, Benommene können sich, allein überlassen, beim Einführen eines Fieberthermometers verletzen.

Gewöhnlich wird die Bestimmung der Körpertemperatur sowie die Zählung des Pulses dreimal am Tage vorgenommen, morgens (7 Uhr), mittags (12 Uhr) und abends (6 Uhr). Normalerweise ist die Temperatur morgens am geringsten, abends einige Zehntel Grad höher. Nur bei einigen Krankheiten, beispielsweise bei Verdacht auf eine tuberkulöse Erkrankung oder bei unklaren Fällen wird öfters gemessen, dann meist zweistündlich. Beträgt die Temperatur durchschnittlich mehr als 37,5 °, so spricht man von erhöhter Temperatur, bis 38,5 ° spricht man von leichtem, darüber hinaus von hohem Fieber. Außer einer genauen Puls- und Temperaturbeobachtung wird bei jedem Kranken die Körperlänge (wichtig zur Identifizierung eines Patienten) und sein Gewicht mit der Wage bestimmt. Dabei ist es nötig, daß möglichst zur selben Zeit (meist wird die Wägung alle 8 Tage ausgeführt) diese Bestimmung vorgenommen wird, ferner, nachdem Stuhlgang und Urin vorher entleert sind. Auf den Tabellen wird sonst der Urin (Menge, spezifisches Gewicht, event. Anwesenheit von Eiweiß oder Zucker) verzeichnet.

Die gebräuchlichste Methode zum Eiweißnachweis ist die Kochprobe: Der filtrierte Urin wird im Reagenzglase gekocht und darauf mit verdünnter Essigsäure versetzt; bleibt dann eine Trübung bestehen. so enthält der Urin Eiweiß.

Zum Zuckernachweis bedient man sich der Trommerschen Probe: Zum filtrierten Urin wird Natronlauge ($^1/_3$ der Urinmenge) zugesetzt, dazu so viel verdünnte Kupfersulfatlösung gegeben, bis eben keine Fällung stattfindet; dann Erhitzen dieses Gemisches; rotgelbe Färbung spricht für Gegenwart von Zucker im Urin.

Außerdem werden der Stuhlgang, Erbrechen oder irgend andere Symptome, beispielsweise Blutungen oder Krampfanfälle, graphisch auf der Tafel aufgezeichnet. In seltenen Fällen wird auch die Atmungsfrequenz zu zählen sein, beispielsweise bei Verdacht auf Lungenentzündung.

Der Gesunde macht in der Minute 16—20 Atemzüge; Sie zählen die Atmung am bequemsten, indem Sie das Heben und Senken des Brustkorbes beobachten und durch Befühlen des Pulses die Aufmerksamkeit des Patienten — die Atmung ist weitgehend unserem Willen unterworfen — von der Zählung der Atemzüge ablenken.

Endlich müssen auf einer Tabelle die vom Arzt verordneten Medikamente verzeichnet sein mit genauer Angabe der Dosen der einzelnen Mittel.

Legen Sie besonderen Wert auf eine genaue Führung dieser Kurven, Sie erleichtern dadurch dem Stationsarzt sehr die Übersicht über den Fall, der Arzt wird äußerst schnell im Bilde sein, wenn er nur einen Blick auf eine exakt geführte Tabelle wirft. Auch gerade bei Beurteilung, ob ein Fall im weiteren chirurgisch zu behandeln ist, kann man dem zugezogenen Chirurgen sehr viel einleuchtender an der Hand einer solchen Kurve die Situation klarlegen, als wenn man ihm umständlich die einzelnen Daten vorträgt.

Sechste Vorlesung.

Krankenernährung. — Ärztliche Verordnungen. — Arzneibehandlung. — Einteilung der Arzneien nach ihrer Wirkungsweise. — Zeit und Form der Arzneidarreichung.

Große Sorgfalt ist auf die Ernährung des Kranken zu verwenden. Wer von Ihnen im Kochen etwas gelernt hat, wird hier besonders gut abschneiden. Allerdings unterscheidet sich die Krankenkost in mancherlei Hinsicht von der gemischten Kost des Gesunden. Viele innere Krankheiten, namentlich die des Magendarmkanals, des Stoffwechsels und der Nieren, werden in erster Linie diätetisch behandelt. Die Verdaulichkeit (nach der Verweildauer der einzelnen Speisen im Magen bestimmt) und die Aufsaugbarkeit eines Nahrungsmittels sind bei Beurteilung einer Diätform ausschlaggebend. Daß die verschiedenen Nahrungsmittel — die wichtigsten Vertreter derselben habe ich schon bei Erörterung der Verdauung (S. 18) aufgezählt — in möglichst appetitlicher schmackhafter Form dem Kranken zu reichen sind, ist selbstverständlich.

Einem unterernährten Menschen werden Sie häufig in kleinen Mengen Nahrung anbieten müssen. Kranke, die während der Essenszeit der Schlaf übermannt hat, sind nicht zu wecken. Zweckmäßig verabfolgen Sie einem Schwerkranken flüssige Kost in der Schnabeltasse. Beachten Sie stets eine geeignete Temperatur, das Genossene darf nicht zu heiß, nicht zu kalt sein, ferner müssen Sie vermeiden, daß sich der Patient beim Füttern verschluckt. Bei Geisteskranken werden Sie oft nicht mit Füttern zum Ziel kommen, die Betreffenden müssen mit dem Magenschlauch ernährt werden.

Hochfiebernde bekommen bei dem schon ohnehin darniederliegenden Appetit meist eine flüssig-schleimige Diät. Ferner wird eine solche Kost bei denjenigen Erkrankungen, bei denen wir eine möglichste Schonung des Magendarmkanals im Auge haben, und da wieder in erster Linie beim Typhus, der Cholera und der Ruhr, am Platze sein. Erst wenn die Nahrung in Breiform vertragen wird, darf allmählich zu anderer Kost übergegangen werden. Im einzelnen wird die Diät nach Maßgabe des vom Arzt erhobenen Befundes möglichst individuell anzuordnen sein. Bei der so häufig beobachteten Stuhlverstopfung wird in manchen Fällen möglichst grob geschrotetes Brot, das einen Reiz auf die unwillkürliche glatte Muskulatur des Darmes ausüben soll, gereicht. Bei einigen Nierenerkrankungen wird häufig eine kochsalzarme Diät gegeben, es ist also vorwiegend gesalzene Butter, mit Salz gebackenes Brot verboten; im übrigen ist die Zugabe von Kochsalz zu Fleisch und Gemüse unstatthaft, ferner dürfen diese Patienten meist keine Gewürze, Bouillon oder alkoholische Getränke zu sich nehmen. Streifen kann ich hier nur, wie äußerst wichtig die diätetische Behandlung bei der Zuckerkrankheit ist. Dann müssen Sie exakt die eingenommene Nahrung wiegen. Bei der Diät Zuckerkranker ist besonderer Wert auf eine genaue Bestimmung der vom Arzt im speziellen Falle erlaubten Kohlehydratmenge (Brot, Kartoffeln usw.) zu legen.

Wenn der Arzt auf event. Blutungen im Magendarmkanal fahndet, wird für circa 3 Tage eine fleischfreie Diät verordnet.

Ich habe Ihnen nun die allgemeinen Grundzüge der Pflege bei inneren Krankheiten vorzutragen. Hierher gehört in erster Linie das wichtige Kapitel über die ärztlichen Verordnungen. Am besten teilen wir sie ein

1. in die Arzneibehandlung, und
2. in die physikalische Behandlung.

Wenn der Arzt einem Patienten ein Medikament verschreibt, bezweckt er damit, bestimmte Krankheitserscheinungen günstig zu beeinflussen. Nur in gelöstem Zustande wirken die Medikamente, und zwar werden sie in gleicher Weise, wie die Nährstoffe, von den Zellen aufgenommen, dem Blute bzw. der Lymphe und von da aus den erkrankten Organen zugeführt.

Damit Ihnen die Wirkungsweise eines Arzneimittels klar wird, teile ich die Arzneien in verschiedene Gattungen ein. Zunächst seien die spezifischen Heilmittel genannt, welche auf Krankheitserreger und Krankheitsgifte einwirken, ohne den übrigen Körper irgendwie nennenswert zu schädigen. Es handelt sich also um Mittel, welche der Ursache der Erkrankungen zu Leibe rücken sollen. Hierhin gehört z. B. das Salicyl, welches den Gelenkrheumatismus äußerst günstig beeinflußt, ferner das Chinin, das bei der Malariabehandlung eine große Rolle spielt, dann die bei der Behandlung von Herzkrankheiten viel gebrauchte Digitalis, das Quecksilber und das Jod, Mittel, die bei der Behandlung der Syphilis vielfach Anwendung finden. Endlich sei der Farrenkrautextrakt zur Abtreibung von Bandwürmern genannt. Ein Medikament, welches den gesamten Zellstoffwechsel anregt, ist das Arsen. Alle diese Mittel wirken in gewissem Sinne spezifisch.

In eine zweite Gruppe von Arzneimitteln gehören solche, die der Arzt beim Fehlen irgend eines nötigen Sekretes oder Stoffes dem betreffenden Menschen einverleibt. Zum Beispiel verordnen wir einem Patienten, dessen Magen keine oder zu wenig Salzsäure produziert, Salzsäure. Einem bleichsüchtigen Mädchen verschreiben wir Eisen, weil die Zahl der roten Blutkörperchen und der eisenhaltige Farbstoff derselben bei dieser Erkrankung herabgesetzt sind; bei einer Kohlensäurevergiftung lassen wir den Patienten Sauerstoff einatmen.

Eine dritte Gruppe von Medikamenten genügt der symptomatischen Behandlung, d. h. durch gewisse Mittel (z. B. hustenlösende und stopfende) suchen wir auf eine Krankheitserscheinung einzuwirken.

Eine genauere Einsicht in die Wirkungsweise eines Medikamentes steht bei vielen Mitteln noch aus. Sie müssen sich die Wirkung im allgemeinen so vorstellen, daß ein Arzneimittel in gelöstem Zustande — sei es, daß wir es durch Wasser oder eine andere Flüssigkeit bereits verdünnt dem Körper einverleiben oder daß es erst durch die verschiedenen Verdauungssäfte gelöst wird — sich zu ganz bestimmten Zellen hingezogen fühlt, mit diesen chemisch und physikalisch in engste Beziehung tritt, und dadurch in den komplizierten Zellenmechanismus, den ich Ihnen früher auseinandergesetzt habe, in nutzbringender Weise eingreift. Seien Sie immer der Tatsache eingedenk, daß die meisten unserer Arzneimittel Gifte sind, daß also durch ein Versehen Ihrerseits, durch Nichtbefolgung einer ärztlichen Vorschrift das Leben eines Patienten gefährdet werden kann. Wenn Sie Zweifel über eine ärztlich gegebene Verordnung hegen, fragen Sie stets zuvor den Arzt, handeln Sie niemals eigenmächtig, Sie werden Ihre Patienten und sich vor schlimmen Vorkommnissen am ehesten bewahren. Zweckmäßig werden die Medikamente in einem verschließbaren Schrank aufgehoben.

Wir unterscheiden zu äußerlichem und innerlichem Gebrauch bestimmte Medikamente. Der Apotheker macht die Arzneien bereits dadurch voneinander kenntlich, daß die äußerlich zu gebrauchenden Mittel meist in sechseckigen Flaschen, während die für innerlichen Gebrauch bestimmten Medikamente in runden Flaschen abgegeben werden; auch wird meist durch ein rotes Etikett mit der Aufschrift: „Äußerlich", wenn es sich um ein Gift handelt, durch Aufdruck des Vermerkes: „Gift" oder Abbildung eines Totenkopfes die Verwendung signiert. Auf dem Schilde hat außer dem Namen des Medikamentes der des Kranken und das Datum der Abgabe der Medizin zu stehen. Lesen Sie stets genau das Schild, und wenn Ihnen einmal eine Verwechslung vorgekommen ist, machen Sie sofort dem Arzt Meldung, oft wird dann durch Eingabe eines Gegenmittels das Schlimmste noch verhütet werden können. Nur nie Verheimlichung, sondern stets vollste Wahrheit! Auch ist es wichtig, daß Sie genau das Datum berücksichtigen. Viele Medikamente werden bei längerem Stehen — am zweckmäßigsten werden flüssige Medikamente im Eisschrank aufbewahrt — schlecht, bzw. findet, zumal wenn der Pfropfen nicht ganz luftdicht abschließt, eine Eindickung der Medizin und damit eine höhere Konzentration statt, was keineswegs gleichgültig für die Wirkung des Mittels sein kann. Lange gelagerte Pillen verlassen den Körper oft vollständig unwirksam mit dem Stuhlgang.

Zu welcher Zeit soll man dem Kranken die Arzneimittel reichen? Die meisten Medikamente werden am besten auf vollen Magen gegeben, seltener auf nüchternen. Da sind besonders die Wurmmittel zu nennen; das am häufigsten verabfolgte ist der Farrenkrautextrakt, eine in Kapseln gereichte ölige Substanz. 6—8 Kapseln, je nach Verordnung des Arztes, läßt man den Patienten morgens nüchtern im Laufe einer halben Stunde herunterschlucken. Andere Mittel, namentlich solche, welche den Appetit anregen sollen, werden zweckmäßig ca. $^1/_2$ Stunde vor den Mahlzeiten gereicht; wieder andere läßt man zugleich mit der Mahlzeit nehmen, z. B. Pepsinsalzsäure. Beobachten Sie bei der Eingabe von Arzneimitteln größte Pünktlichkeit und Zuverlässigkeit. Bekommt ein Patient mehrere Medikamente, so dürfen Sie dieselben nie mischen, sondern zu verschiedenen Zeiten müssen die einzelnen Mittel gegeben werden. Namentlich Schwestern, die es sich bequem machen wollen, mischen öfters Medikamente. Dadurch wird nicht nur dem Patienten der Appetit geraubt, der Heilerfolg, den sich der Arzt verspricht, wird außerdem dadurch oft zunichte gemacht.

Was die Darreichungsform von Arzneimitteln anlangt, so werden dieselben in fester, flüssiger oder gasförmiger Gestalt verabfolgt.

Feste Arzneimittel geben wir in Schachtel- oder in abgeteilten Pulvern, in Pillen, Pastillen oder Tabletten. Wenn ein Medikament einen bitteren schlechten Geschmack hat, wird es tunlichst in eine Oblate getan, welche auf einem Löffel mit Wasser zuvor angefeuchtet worden ist. Durch den Magensaft wird die Oblate gelöst und das Medikament kann nun vom Körper aufgesogen werden. Es ist zweckmäßig, daß man nach Eingabe eines Pulvers oder einer Pille etwas nachtrinken läßt, Wasser, Tee oder dgl., oder aber man reicht die Arznei gleich in einer Flüssigkeit gelöst. Besonders angezeigt ist diese Art der Darreichung bei Schlafmitteln, z. B. bei Veronal. Dieses Mittel gibt man am besten in warmem Tee gelöst. Kinder können meist Pillen nicht schlucken, infolgedessen verordnet man für sie alles bereits in gelöster Form. Hier seien auch die Stuhlzäpfchen (Suppositorien) genannt, welche besonders bei schmerzhaftem Stuhldrang oder bei Erkrankungen des Mastdarms gegeben werden. Sie bestehen aus dem betreffenden Medikament — meist Morphium- oder Opiumpräparaten —, welche mit Kakaobutter gemischt sind. Diese Zäpfchen werden tief in den Mastdarm hineingeschoben, durch die Körpertemperatur verflüssigt, so daß das Medikament seine Wirkung entfalten kann.

Was die flüssige Form der Medikamente, deren sich der Arzt am häufigsten bedient, anbetrifft, so müssen Sie sich hier einige Maße einprägen. Ein Eßlöffel faßt 15 ccm, ein Kinderlöffel 10 ccm, ein Tee- oder Kaffeelöffel 5 ccm Flüssigkeit, ein Portweinglas etwa 60 ccm, ein Weinglas 125 ccm, eine Tasse 200 ccm, ein Wasserglas 250 ccm, der Inhalt eines Suppentellers entspricht etwa 200 bis 250 ccm Flüssigkeit. Die flüssigen Arzneimittel werden, wie die in fester Form, zwei- bis dreimal je nach Bericht des Arztes verabfolgt. Außerdem gibt man eine Reihe von Mitteln in Tropfenform. Sie müssen aus den Tropfflaschen genau so viel Tropfen dem Patienten reichen, wie der Arzt bestimmt hat. Meist werden die Tropfen in Wasser, Milch, Schleimsuppen usw. gegeben.

Ein Aufguß — meist handelt es sich um Tees, welche aus getrockneten Blüten, Blättern oder dgl. bestehen — muß mit kochendem Wasser gemacht werden, der Tee muß dann etwa 10 Minuten lang ziehen. Zu unterscheiden vom Aufguß ist die Abkochung. Meist handelt es sich hier um Wurzeln. Dieselben werden zunächst mit kaltem Wasser angesetzt und dann 10 Minuten gekocht. Im Durchschnitt bereitet man die medizinalen Tees derart, daß auf 1 Tasse 1 Teelöffel Tee genommen wird. Den häufig angewendeten Baldriantee stellt man am besten durch Aufgießen von Wasser auf den Tee bei Zimmertemperatur (etwa 8 Stunden lang ziehen lassen) her. Ölige Arzneimittel werden infolge ihres schlechten Geschmackes ungern genommen. Das viel gebrauchte Rizinusöl reichen Sie den Patienten am besten in heißen Kaffee gequirlt, oder aber in einem Fruchtsaft oder in Portwein.

In gasförmigem Zustande verabfolgen wir nur selten dem Patienten Medikamente; hier sei der Sauerstoff, den wir beispielsweise bei Kohlensäurevergiftung oder bei schweren Fällen von Lungenentzündung inhalieren lassen, genannt. Ferner gehört hierher die Chloroform- und Äthernarkose, auf die ich an anderer Stelle (vgl. Vorlesung XI) ausführlich zurückkomme.

Siebente Vorlesung.

Aufnahmeweg der Arzneimittel. — Allgemeine physikalische Behandlung. — Bäder. — Waschungen. — Massage.

Die meisten Arzneimittel geben wir

1. durch den Mund (per os); bei Erkrankungen der Luftwege durch Inhalation. Am häufigsten lassen wir in dem Ihnen bekannten Inhalierapparat Emsersalz, Kochsalz, Borsäure Terpentinöl oder dgl. inhalieren. Das Prinzip der gebräuchlichsten Inhalierapparate ist folgendes: In einem Metallkessel, der wegen Explosionsgefahr nur bis zur Hälfte mit Wasser gefüllt werden darf, werden durch Heizvorrichtung Wasserdämpfe gebildet, welche sich mit dem betreffenden Medikament vereinigen und nun durch Einatmung in die Luftwege fortgerissen werden.
2. Ein anderer Weg, auf dem wir des öfteren dem Kranken Medikamente beibringen, ist der Mastdarm. Wir geben Patienten, deren Magen aus irgendwelchen Gründen geschont werden soll (bei Erbrechen, bei Magengeschwür), mittels Klystier die Arznei in den Mastdarm (per rectum).

Im speziellen unterscheiden wir Reinigungsklystiere, eröffnende Darmeinläufe, medikamentöse und endlich Nährklystiere.

Um Stuhlgang zu erzielen, spritzt man entweder mittels einer 5 ccm fassenden Spritze Glyzerin in den Mastdarm; es wird bei vielen Fällen von Verstopfung bald nach der Einspritzung, welche eine Zusammenziehung der glatten Muskulatur bewirkt, Stuhlgang erfolgen; häufiger geben wir aber Wassereinläufe. Dem Wasser setzt man gern etwas Seife zu. Mittels des Irrigators, welcher zweckmäßig mit einem weichen Darmrohr versehen ist, um keine Verletzungen der Darmschleimhaut hervorzurufen, wird der Einlauf (c. 1 l) gemacht. Die Lösung, welche wir benutzen, muß auf Körpertemperatur erwärmt sein. Die Druckhöhe soll bei Einläufen durchschnittlich 1 bis höchstens $1^1/_2$ m betragen. Am bequemsten legt man beim Einlauf den Patienten auf die linke Seite. Beliebt sind auch Ölklystiere. Etwa 300 ccm angewärmtes Öl läßt man aus dem Irrigator in den Darm einlaufen. Von medikamentösen Einläufen, wie sie bei geschwürigen Veränderungen im Darm, bei der Ruhr z. B. gemacht werden, benutzt man gern eine Tannin- oder Jodoformlösung. Sollen Arzneimittel, beispielsweise Digitalis, per rectum gegeben werden, so ist es gut, dieselben in Haferschleim nach einem vorherigen Wasserreinigungsklystier zu verabfolgen.

Nährklystiere werden zwei- bis dreimal am Tage gegeben. Wichtig ist, daß der Darm zuvor rein gespült ist, damit die Darmschleimhaut möglichst für die Aufsaugung der einzuführenden Nährstoffe vorbereitet ist. Am einfachsten setzen Sie ein Nährklystier aus folgenden Stoffen zusammen: Sie quirlen 1—2 Eier in ca. $^1/_4$ Liter Sahne, setzen 1 Glas Rotwein oder 1 Tasse Bouillon zu und geben zu dieser gut vermischten lauwarmen Lösung 10 bis 15 Tropfen Opiumtinktur (der letztere Zusatz hat den Zweck, daß der Darm die Nährflüssigkeit möglichst lange behält).

3. bringen wir dem Körper Arzneimittel durch eine Einspritzung bei. Muß schnell geholfen werden, beispielsweise bei plötzlichem Versagen der Herzkraft (Kollaps), so spritzen wir z. B. Kampfer in das subkutane Gewebe. Sie werden als Krankenschwestern oft subkutane Injektionen auszuführen haben. Was die Einspritzungen überhaupt anlangt, so gibt es zunächst die sogenannte intrakutane, direkt in die Oberhaut erfolgende Einspritzung. Dieselbe wird vorwiegend zum Empfindungslosmachen einer

bestimmten Hautpartie, in welcher der Chirurg eine Operation vornehmen will, verwendet. Die subkutane Einspritzung erfolgt direkt unter die Haut, also in das Unterhautbindegewebe. Hier kommen in erster Linie Einspritzungen von Morphium [1%; 0,1:10,0; 1 Spritze = 1 cgr] (zur Beruhigung und Schmerzlinderung), Koffein und Kampfer (zur Hebung des Blutkreislaufes) in Betracht. In die Muskulatur (intramuskulär) wird seltener eine Einspritzung gemacht. Ich erinnere hier an die Heilserum-, an die Quecksilberinjektionen, welche gern in den Muskel gemacht werden. Endlich hätte ich Ihnen noch die intravenöse Injektion zu nennen, die Einspritzung eines Medikamentes in die Vene. Dieselbe wird meist in das Ellenbeugengefäß, und zwar stets vom Arzt selbst ausgeführt (z. B. Digalen). Einspritzungen größerer Flüssigkeitsmengen ($^1/_4$—1 Liter und mehr) nennt man Infusionen. Dahin gehört die intravenöse Salvarsan-, dann z. B. die subkutane Kochsalzinfusion, wie sie nach schweren Blutverlusten oft ausgeführt wird.

Sie müssen sich mit der subkutanen Einspritzung gut vertraut machen. Die Injektionen führen wir aus mittels der kleinen Pravazschen Spritze, welche 1 ccm faßt. Der Kubikzentimeter ist wieder in zehn Teilstriche eingeteilt. Die in Rede stehende Spritze besteht aus dem Zylinder, in welchem sich der Kolben bewegt, sowie der auf die Spritze aufzusetzenden Kanüle, welche stets mit einem Drain versehen sein muß, um die Durchgängigkeit der Kanüle zu gewährleisten. Die Spritze, mit welcher Sie Injektionen machen, muß steril sein. Keimfreiheit erreichen Sie entweder durch 10 Minuten langes Auskochen der Spritze (in 1%iger Sodalösung) oder aber durch Hineinlegen der Spritze in Alkohol. In letzterem Desinfektionsmittel werden Spritzen, welche aus Hartgummi bestehen, häufig angegriffen, d. h. der Lederkolben wird undicht; für solche Spritzen eignet sich 3%iges Karbolwasser als Desinfiziens besser.

Bevor Sie eine Einspritzung machen, haben Sie sich zu überzeugen, daß der Spritzenstempel dicht schließt, ferner, daß die Kanüle durchgängig ist. Beim Aufziehen der einzuspritzenden sterilen Flüssigkeit müssen Sie beachten, daß keine Luft in der Spritze vorhanden ist. Die Einspritzung von Luft in eine einmal unglücklicherweise angestochene Vene kann für den betreffenden Menschen sehr gefährlich werden. Die Hautstelle, an der Sie injizieren wollen, muß desinfiziert sein, entweder mit Benzin, Alkohol oder Äther, oder aber Sie reinigen die Haut gründlich mit Wasser und Seife. Wenn das Wattestück, mit dem Sie die Säuberung vornehmen, grau, die geriebene Hautstelle rot erscheint, dürfte die Haut keine wesentlichen Keime mehr bergen, welche beim Vorschieben der Kanüle in die Tiefe gelangen. Vielfach geübt wird auch die Desinfektion der Haut durch Bepinseln mit Jodtinktur.

An welchen Stellen werden Sie nun die Einspritzungen machen? An denjenigen, wo die geringste Gefahr vorliegt, ein Gefäß anzustechen, also entweder an der Streckseite des Vorderarmes, an der Außenseite des Oberschenkels oder aber auf der Haut im Bereiche des Brustbeins. Letztere Gegend wird besonders gern bei Injektionen mit Tuberkulin gebraucht, weil man an dieser Stelle am bequemsten die Hautreaktion beobachten kann. Wenn das Medikament eingespritzt ist, müssen Sie mit einem Wattebausch die injizierte Flüssigkeit vorsichtig verreiben. Treten stärkere Schmerzen, namentlich bei Einspritzung größerer Mengen einer Flüssigkeit, wie beim Diphtherieheilserum, ein, so ist das Auflegen eines Thermophors oder eines essigsauren Tonerdeumschlages sehr anzuraten. Wenn Sie bei einem Patienten häufig Einspritzungen machen, beispielsweise wenn eine subkutane Arsenkur angeordnet ist, so verhüten Sie am besten kleine Abszesse an den Stellen, wo die Einspritzung erfolgt, durch Jodtinkturdesinfektion. Ein Pflaster auf die Stelle zu kleben, ist meist nicht nötig, aus der äußerst kleinen Einstichöffnung wird sich kaum je nennenswert Blut ergießen.

Alles das, was ich Ihnen bisher über die Arzneibehandlung vorgetragen habe, ist äußerst wissenswert; eine Vernachlässigung der von mir hier zusammengestellten Dinge, welche bedacht werden müssen, kann sich bitter rächen.

Nun zur physikalischen Behandlung! Im wesentlichen umfaßt dieses Gebiet die Anwendung der Kälte und Wärme in verschiedener Anordnung. Zunächst muß ich hier die allgemeine Anwendung verschiedener Temperaturgrade auf den gesamten Körper besprechen. Hier spielt die Bäderbehandlung die bedeutungsvollste Rolle. Wir unterscheiden Voll- und Teilbäder. Auf ein Vollbad rechnet man etwa 25 Eimer Wasser, den Eimer zu 10 Liter Inhalt angenommen; für ein Kinderbad würden dementsprechend etwa 12—15 Eimer Wasser nötig sein. Nach der Temperatur, die mit Hilfe des Badethermometers gemessen wird, wären als kalte Bäder solche zu bezeichnen, die ca. 15—25° C messen, als lauwarme, die 25—30°, als warme, die 30—37° und heiße, die über 37° C anzeigen. Ein Reinigungsbad, die häufigste Anwendung des Bades, soll etwa 34° C warm sein. Wir lassen den Menschen durchschnittlich 10 Minuten lang im Bade.

Außer dem Reinigungsbade sind hier die Bäder zu nennen, welche zur Herabsetzung der Körpertemperatur, zur Anregung bzw. Beruhigung des Nervensystems verordnet werden. Machen Sie es sich zur Regel, niemals einen Menschen allein im Bade sitzen zu lassen; namentlich bei älteren Menschen, welche Zeichen von Arterienverkalkung aufweisen, ist es nötig, daß eine kalte Kompresse auf den Kopf gelegt wird. Ferner dürfen aus naheliegenden Gründen Schwerkranke nie sich allein im Bade überlassen sein. Nach dem Bade sind die Kranken gut zu frottieren, die Haut muß lebhaft rot aussehen, soll ein Bad bekommen. Wenn Patienten während des Badens über starkes Herzklopfen klagen, wenn sie öfters gähnen müssen, wenn sich Übelkeit oder Erbrechen einstellt, endlich der Puls klein wird, ist es dringend nötig, das Bad abzubrechen. Die eben geschilderten Erscheinungen sind sehr häufig Vorboten, welche, unbeachtet gelassen, bedenkliche Zustände für den Badenden heraufbeschwören können.

Wichtig ist es, daß Patienten, welche ein Bad genommen haben, sich mindestens ½ Stunde am besten auf einem in dem Badezimmer vorhandenen Sofa ausruhen.

Aus Mangel einer Badegelegenheit oder weil man dem Patienten die körperliche Anstrengung, welche mit einem Bade verknüpft ist, ersparen will, kann man das Bad durch eine Waschung in gewissem Sinne ersetzen. Während die bisher genannten Maßnahmen eine Reinigung des Körpers, eine allgemeine Anregung bezwecken, wären nun diejenigen Anwendungsformen des Wassers auf den Körper hervorzuheben, bei denen ein intensiverer Reiz auf das Nervensystem gewünscht wird. Hierher gehören die Übergießungen mit kaltem Wasser nach einem warmen Bade, die verschiedenartigen Duschen, ferner die nassen Ganzpackungen des Körpers, wobei der ganze Mensch in ein mit lauwarmem Wasser durchtränktes Leinentuch, über das eine wollene Decke gebreitet wird, gehüllt wird. Sehr wesentlich ist, daß nach allen diesen Prozeduren die Haut gründlich gerieben wird.

Hier reiht sich zwanglos die Massage an, eine Maßnahme, welche durch Reibung, Streichung und Knetung der Haut sowie der unter ihr liegenden Gewebe eine Erstarkung der Muskulatur, eine Anregung des Stoffwechsels und Verbesserung der Lymphzirkulation bezweckt. Eine leichte Massage ist besonders bei bettlägerigen Patienten oft angezeigt. Durch aktive wie passive Bewegung der Extremitäten im Bett sowie leichtes Streichen derselben kann der Kranke am besten und schonendsten für das spätere Aufstehen vorbereitet werden. Wie die ganze Krankenpflege nicht aus einem Buche erlernt werden kann, sondern wie nur die Praxis die wahre Lehrmeisterin darstellt, so paßt dieser Satz ganz besonders auf die Massage, welche niemals ohne ärztliche Verordnung und sachgemäße Anleitung von einer Schwester ausgeführt werden darf.

Außer dem Wasserbade werden gern Luft-, Licht- und Sonnenbäder zur Anregung des Hautstoffwechsels und des gesamten Nervensystems hie und da vom Arzte angeraten. Von Teilbädern sind die Sitz-, Fußbäder u. dgl. zu nennen. Auf die arzneilichen Bäder gehe ich an anderer Stelle (vgl. S. 41) ein.

Achte Vorlesung.

Spezielle physikalische Behandlung. — Wärme- und Kälteanwendung. — Hautpflege. — Über das Durchliegen. — Pflege Hautkranker. — Die Haut als Angriffspunkt zur Behandlung innerer Krankheiten.

Nach Darlegung der Wasseranwendung im allgemeinen sei jetzt auf die spezielle Anwendungsform der Wärme und Kälte eingegangen.

Hierher gehören die Umschläge. Der berühmteste ist der Prießnitzsche Umschlag, welcher aus dem in Wasser eingetauchten Leinentuch, dem Billroth-Battist und dem wollenen Einschlagetuch besteht. Die sogenannte Kreuzpackung ist ein Prießnitz, der auch die Lungenspitzen einwickelt. Gewöhnlich lassen wir den Patienten den Prießnitzumschlag die Nacht über oder einige Stunden am Tage tragen. Wichtig ist ein hermetisches Abschließen des Umschlages und nach Abnahme desselben ein gründliches Frottieren der Haut. Wir unterscheiden Hals-, Brust- und Bauch-Prießnitze. Damit habe ich schon das wesentlichste Anwendungsgebiet dieser Umschläge gestreift; dazu gehören Halsentzündungen, Katarrhe der Brustorgane, Entzündungsvorgänge im Bereich der Bauchhöhle. Wir bezwecken mit den Umschlägen eine „Ableitung auf die Haut“. Wir stellen uns vor, daß durch Auflegen des feuchten Umschlages das Blut von dem entzündeten, in der Tiefe gelegenen Gewebe nach der Hautoberfläche abgeleitet wird, und dadurch eine günstige Beeinflussung des entzündeten Organes gegeben ist.

Außer dem Prießnitzumschlag sind die Breiumschläge (Kataplasmen) zu nennen. Am gebräuchlichsten sind die Leinsamenumschläge. Sie finden besondere Anwendung bei umschriebenen Entzündungen einzelner Organe (Lymphdrüsenentzündung, Oberkiefer-, Stirnhöhlenkatarrh). Viel gebraucht werden sie bei der Behandlung der Gallenblasenerkrankungen (Gallensteine, Gallenblasenentzündung: dann auf der rechten Oberbauchgegend aufzulegen), bei einzelnen Magenerkrankungen und bei der Nierenbeckenentzündung. Nach Wegnahme des Leinsamenumschlages muß die Haut leicht marmoriert aussehen. Je nach Verordnung läßt man die Kataplasmen 2—3 und mehr Stunden liegen.

Weiter seien die Wärmkruken und Thermophore genannt, welche wegen ihrer lange konstanten Temperatur bei der Behandlung verschiedener Erkrankungen beliebt sind.

Endlich sind hier die Heißluft- und Schwitzbäder anzuführen. Häufig wird der Arzt eine Schwitzprozedur verordnen. Sie müssen als Schwester wissen, wie Sie eine solche inszenieren können. Am zweckmäßigsten ist es, Sie schlagen den betreffenden Patienten in ein leinenes Tuch, über das eine Wolldecke geschlagen wird, dazu lassen Sie den Kranken schluckweise ein heißes Getränk (Tee, Glühwein) zu sich nehmen. Nach etwa $^1/_2$ Stunde wird der Patient in Schweiß geraten. Es ist gut, während einer solchen Schwitzprozedur eine kalte Kompresse auf den Kopf des Kranken zu legen. Ein Schwitzbad bedeutet stets eine ziemlich große Kraftleistung für das Herz. Eine genaue Pulsbeobachtung ist im Schwitzbad wie während der übrigen Bäder dringend erforderlich.

Bisher war vorwiegend von feuchter und trockener Wärmeapplikation die Rede; noch einiges über die Anwendung der Kälte! Hier sind zu erwähnen die in kaltes oder Eiswasser getauchten leinenen Tücher (Kompressen) sowie die Eisblasen, aus Gummi hergestellte Beutel, in welchen Eisstückchen enthalten sind. Am besten bringt man die Eisblase schwebend über der betreffenden Stelle, auf welche die Kälte einwirken soll, an. Die Eisblase darf nicht einen Druck auf den Körper ausüben; zweckmäßig legt man ein Tuch unter, um Erfrierungen der Haut zu vermeiden. Namentlich bei Erkrankungen des Herzens, dann aber auch z. B. bei Kopfschmerzen, Blinddarmentzündung usw. ist die Applikation einer Eisblase recht häufig angezeigt.

Nach den bisher allgemein gehaltenen Ausführungen über die Pflege innerer Krankheiten bespreche ich nun der Reihe nach die Pflege der einzelnen Organe, wobei ich öfters auf bereits Bekanntes zurückkommen muß.

Die Haut wird häufig zum Angriffspunkt für verschiedene Maßnahmen gewählt, die sich nicht auf dieses Organ allein erstrecken. Auf die Hautpflege muß nicht nur in gesunden, sondern auch besonders in kranken Tagen die größte Sorgfalt verwendet werden. Bettlägerige, hochfiebernde Patienten sind durch häufige Waschungen, wobei zweckmäßig spirituöse Lösungen zugesetzt werden, einer gründlichen Hautpflege zu unterziehen. Nur zu oft beobachten wir bei Schwerkranken Störungen der Hauternährung. Es bedarf Ihrer vollsten Aufmerksamkeit, das Durchliegen (Decubitus) zu verhindern. Besonders gern liegt sich ein Kranker an denjenigen Körperstellen auf, wo die Knochen der Haut möglichst nahe liegen, z. B. im Nacken, im Bereich der Schulterblätter, des Kreuzbeins, der Fersen. Das Auftreten tiefgreifender Druckgeschwüre wird namentlich bei benommenen, bewußtlosen Kranken begünstigt und da wiederum besonders bei Patienten, deren Hautempfindung gelähmt ist. Leidet ein Kranker an einer Blasen- oder Mastdarmlähmung (unwillkürlicher Abgang von Urin oder Stuhlgang), so kann leicht eine schwere Infektion von der wunden Hautstelle aus den Körper ergreifen. Deshalb befleißigen Sie sich peinlichster Reinhaltung der Haut bei solchen Kranken, säubern Sie nach jeder Stuhl- und Urinentleerung die betreffenden Hautpartien.

Das erste Symptom des Wundliegens besteht in einer schmerzhaften Rötung der Hautstelle, dann findet eine blasenförmige Abhebung der Oberhaut statt und endlich treten geschwürige, in der Lederhaut lokalisierte Veränderungen zutage. Bisweilen geht dieser Prozeß äußerst schnell vor sich, die Haut wird in größerer Ausdehnung unterminiert, und es entstehen mit übelriechenden Gewebsfetzen durchsetzte faustgroße Höhlen, die sich in die benachbarte Muskulatur, ja selbst in den Knochen hinein erstrecken können. Beachten Sie also jeden Schmerz, über den ein Kranker, der länger das Bett hüten muß, klagt, dann werden Sie oft einem Wundliegen des Patienten vorbeugen können.

Außer Waschungen mit spirituösen Lösungen müssen Sie für ein glattliegendes Unterlaken sorgen. Häufiger Lagewechsel des Kranken ist angezeigt, um möglichst nicht immer ein und dieselbe Stelle dem Druck der Unterlage auszusetzen. Ist das erste Stadium der Hautrötung in das zweite der Blasenbildung übergegangen, so müssen Sie einen schützenden sterilen, vom Arzt zu verordnenden Verband anlegen. Sehr schmerzlindernd wirkt oft das Unterlegen eines Luftringes oder die Verwendung eines Wasserkissens.

Endlich ist das Dauerbad zu nennen, welches auch bei Rekonvaleszenten nach schweren Krankheiten, bei ausgedehnten Hautverbrennungen mit größtem Vorteil angewendet wird. Das Prinzip solcher Dauerbäder besteht darin, daß die wunden Hautstellen einseitigem Drucke im Bade enthoben sind. Der Kranke, welcher auf einem Laken in dem konstant temperierten Wasserbade tage- ja wochenlang zubringt, wird nur zur Entleerung von Stuhlgang und Urin mit seiner Unterlage emporgewunden. Die Füße solcher Patienten müssen dick mit Zinkpaste eingerieben werden. Wenn nämlich die Kranken wieder das Bad verlassen, schmerzen sonst die durch das Wasser blasenförmig abgehobenen Fußsohlen sehr stark beim Gehen.

Bei der Pflege Hautkranker haben Sie genau auch die kleinsten Ihnen vom Arzt gemachten Verordnungen zu befolgen. Die Technik, in welcher Weise, wie lange usw. eine Salbe oder Paste, überhaupt eine Medizin auf die kranke Haut einwirken soll, ist maßgeblich für den Erfolg der Kur. Ziehen Sie Hautkranken, welche Salbenverbände bekommen, möglichst alte Wäsche an. Die bei der Behandlung der Schuppenflechte so häufig angewandte Chrysarobinsalbe darf nie im Gesicht gebraucht werden, weil durch sie schlimme Bindehautkatarrhe hervorgerufen werden können. An dieser Stelle sei kurz die Quecksilbereinreibungskur genannt, die besonders vielfach bei der Behandlung der Syphilis in Anwendung kommt. Mittels Gummihandschuhen, damit sich das Personal nicht selbst größere

Mengen Quecksilbers einverleibt, wird die Salbe eingerieben, bis die Haut einen schwach grauen Glanz aufweist; meist geht man dabei so vor, daß am ersten Tage beispielsweise die rechte obere Extremität, am folgenden die linke, dann die rechte untere Extremität und so fort mit der vom Arzt angegebenen Menge der Quecksilbersalbe eingerieben wird. Am 7. Tage folgt dann ein Reinigungsbad. Dieser Turnus wird 5—6mal, je nach Angabe des Arztes, wiederholt.

Auf eine peinliche Mund- und Zahnpflege (fleißiges Gurgeln mit Desinfizientien, besonders mit 2%iger Kalichloricumlösung) ist während der Schmierkur zu achten. Ferner muß alle 2—3 Tage der Urin auf Eiweiß untersucht werden.

In gleicher Weise wie die Quecksilberkur wird eine Schmierseifeneinreibung ausgeführt, eine Prozedur, die namentlich bei blassen, unterernährten Kindern, die an Drüsentuberkulose (Skrofulose) leiden, öfters angeordnet wird. Man bedient sich am zweckmäßigsten der grünen, kalihaltigen Schmierseife. Man läßt die Seife etwa 15 Minuten eintrocknen, darauf folgt ein lauwarmes Wasserbad und Entfernung der Seifenreste. Diejenigen Stellen, an denen die Haut besonders zart ist — Leisten-, Achselgegend, Ellenbeuge usw. — sind von der Einreibung auszuschließen.

In diesem Zusammenhange sei der medikamentösen Bäder Erwähnung getan. Solbäder (c. 10 Pfd. Staßfurter Salz auf ein Bad) geben wir gern unter denselben Voraussetzungen, wo Schmierseifeneinreibungen am Platze sind. Zur Anregung des gesamten Stoffwechsels werden Fichtennadelbäder vielfach verordnet. Scharlachkranken Kindern gibt man öfters während der Zeit der Abschuppung übermangansaure Kalibäder. Bei chronisch-rheumatischen Gelenkleiden sowie entzündlichen Ausschwitzungen der Unterleibsorgane werden häufig Moor-, Fango- oder Sandbäder verordnet.

Auf eine nähere Angabe der Bäderbereitung kann ich mich hier nicht einlassen.

Zuletzt habe ich Mittel besprochen, welche einen allgemeinen Hautreiz ausüben sollen. Wir bedienen uns gern, wie ich Ihnen schon in der vorigen Stunde angedeutet habe, der Haut als Angriffspunkt zur Behandlung anderweitiger Erkrankungen. Das Anstreichen einer Hautpartie bei stärkeren Schmerzen, ferner zum Zwecke der Aufsaugung von Entzündungen (z. B. Rippenfell-, Lungenentzündung) mit einem Hautreizmittel wie der **Jodtinktur**, wird oft angewandt. Hierher gehört auch das Auflegen von **Pflastern**, es seien das Senfpflaster (mit lauwarmem Wasser benetzt, etwa 5—8 Minuten an der betreffenden Stelle liegen zu lassen!), das Blasenpflaster, endlich das **blutige und trockene Schröpfen** erwähnt. Sie werden als Schwestern namentlich das letztere hie und da auszuführen haben. Dadurch, daß eine kleine Glasglocke, in der einige Tropfen Alkohol angezündet wurden, schnell auf die gewünschte Hautstelle aufgesetzt wird, entsteht ein luftleerer Raum. Die Haut wölbt sich kuppelförmig in die Saugglocke hinein. 15 Minuten läßt man den lokalen Hautreiz einwirken. Alles das von mir hier Aufgezählte bezweckt neben einer **lokalen Wirkung** eine Ableitung nach der Haut. Das blutige Schröpfen war früher vielfach im Schwunge, heutzutage machen wir eigentlich nur noch in der Ellenbeugenvene einen **Aderlaß**, (nach Anlegen der Stauungsbinde Einstoßen der Kanüle in die Vene), der bei verschiedenen Erkrankungen, z. B. gewissen Arten von Nierenentzündung, bei schweren mit Atemnot einhergehenden Herzkrankheiten lebensrettend wirken kann. Bei dieser Gelegenheit möchte ich Ihnen noch die **Senfpackung** nennen. Dieselbe wird bisweilen bei Lungenkrankheiten zur Lösung festsitzender Katarrhe, bei **keuchhustenkranken** Kindern, denen man per os überhaupt Medikamente ungern gibt, verordnet. Sie machen am besten eine Senfpackung folgendermaßen: 1—2 Hände voll des käuflichen Senfmehlpulvers lösen Sie in etwa 1 Liter Wasser ($^1/_3$ heißes, $^2/_3$ kaltes Wasser). In diese Ihre Augen zum Tränen bringende Flüssigkeit tauchen Sie ein leinenes Tuch ein und ringen es gut aus. Dasselbe wird dem Kinde um den Brustkorb und darüber eine wollene Decke geschlagen. Den Umschlag läßt man 10—15 Minuten liegen. Es ist zweckmäßig, eine Eisblase oder kalte Kompresse dem betreffenden Patienten während der Prozedur auf den Kopf zu legen. Durch die Senfeinwirkung wird die Haut an der Stelle, an welcher die Packung gemacht ist, krebsrot, das Kind wird durch den Reiz gezwungen, tief aus- und einzuatmen, so kommt es zu einer Lockerung des Sekretes, das sich in den Luftwegen angesammelt hat. Wird das Kind während einer solchen Einpackung blaß, wird der Puls schlecht, so muß sofort die Prozedur abgebrochen werden.

An dieser Stelle muß ich noch zwei sehr häufig vorkommende Hautaffektionen, nämlich die Infektion mit Ungeziefer (**Läuse** = Pediculi und **Krätze** = Scabies) erwähnen. Ein gutes (aber feuergefährliches) Mittel gegen Kopfläuse besteht in Petroleum und Olivenöl zu gleichen Teilen vermischt, oder Sie binden den Schädel in eine Sabadill-Essigkappe ein. Nach zwei- bis dreimaliger Erneuerung einer solchen Kopfbedeckung werden meist die Eier der Läuse (Nisse) vernichtet sein. Was die Krätzebehandlung anbetrifft, so werden Patienten, welche sich mit Krätze infiziert haben, am zweckmäßigsten mit grüner Seife oder Perubalsam eingerieben. Die Prozedur wird an zwei bis drei aufeinanderfolgenden Tagen vorgenommen und mit einem warmen Reinigungsbade beendigt. Dann werden meist die entzündeten und vor dem Zubettgehen stark juckenden Hautstellen von dem Ungeziefer befreit sein.

Neunte Vorlesung.

Mundpflege. — Nasenpflege. — Pflege Lungen-, Herz-, Magen-, Darmkranker. — Pflege bei Harnkrankheiten. — Pflege Augen- und Ohrenkranker. — Pflege Geisteskranker. — Pflege Sterbender.

Nicht minder wichtig, wie das vielseitige Kapitel der Hautpflege, ist das der Mundpflege. Neben sorgfältiger Zahnpflege ist die Mundhöhle insgesamt peinlich sauber zu halten. Sie wissen, daß im Munde des Gesunden unendlich viele Keime enthalten sind und werden sich vorstellen können, wie bedeutungsvoll es ist, während einer Krankheit auf gute Pflege des Mundes zu achten. Durch häufiges Spülen und Gurgeln mit Desinfizientien, den meisten Zahnpulvern ist ja bereits ein solches zugesetzt, wird bei Schwerkranken, besonders bei Fiebernden, die Mundhöhle zu pflegen sein. Die Zunge ist der Spiegel des Magens; der Arzt besichtigt oft bei Magen- und anderen Erkrankungen die Zunge. Früher wurde der Zungenbelag mit einem Spatel abgeschabt, heutzutage wird diese Maßnahme seltener getroffen. Sehr zweckmäßig ist es, auf folgende Weise den Belag, demzufolge der Patient oft keinen Appetit hat, zu entfernen. Sie lassen den Kranken einen röschen Zwieback oder einen Kakes möglichst lange im Munde zerkauen, dann wird der Patient aufgefordert, wenn seine Kauwerkzeuge ermüdet sind, den ganzen Inhalt seiner Mundhöhle auszuspucken. So gelingt es oft in schonendster Weise, die pelzig gewordene

Zungenschleimhaut zugleich mit den Zwiebackresten herauszubefördern. Ferner ist es angezeigt, häufig den Mund mit einem feuchten Mulltupfer auszuwaschen. Eine Erkrankung, welche bei schlechter Mundpflege öfters beobachtet wird, ist der Soor, eine durch Fadenpilze hervorgerufene Entzündung der Mundschleimhaut. Namentlich im Bereiche des Gaumens siedelt sich der Soor in Gestalt milchhautähnlicher Rasen an.

Was die Pflege der Nase anlangt, so kann ich mich hier kurz fassen. Bei chronischen Nasenkatarrhen wird von der Nasendusche Gebrauch gemacht; es wird in dem sogenannten Nasenkännchen eine Kochsalzlösung oder eine andere Flüssigkeit aufgezogen zur Behandlung der Nasenschleimhaut. Eine Nasenspülung hat man in sitzender Stellung des Patienten auszuführen, damit nicht das Spülwasser, welches natürlich zahlreiche in dem Nasenschleim vorhandene Bakterien enthält, tiefere Luftwege, beispielsweise den Kehlkopf, infiziert.

Auf Gurgelungen mit Borsäure, essigsaurer Tonerde, Wasserstoffsuperoxyd usw., ferner auf die Inhalation von Kochsalzlösung, Emsersalz, Terpentinöl und anderem bin ich bereits an anderer Stelle eingegangen.

Bei der Pflege Lungenkranker kommt es besonders darauf an, neue Erkältungsschädigungen zu verhüten; hier finden neben allgemeiner und medikamentöser Behandlung namentlich Brustumschläge, überhaupt feuchte Wärme, je nach dem einzelnen Falle in verschiedenster Weise Anwendung.

Bei der Pflege Herzkranker können Sie viel zur Erleichterung der oft äußerst unangenehmen Beschwerden beitragen. Herzkranke sehen sehr häufig blaß aus, die sichtbaren Schleimhäute (Lippen, dann auch die Ohren usw.) sind bläulich (cyanotisch) infolge der Zirkulationsstörung. Ein häufiger Lagewechsel ist namentlich beim Bestehen von Kurzatmigkeit für diese Patienten sehr erwünscht. Sie werden Grade von Atemnot bei Herzkranken wahrnehmen, wo es dieselben überhaupt vor Engigkeit und Beklemmungsgefühl auf der Brust nicht mehr im Bett aushalten; solche Patienten bringen am besten auf dem Lehnstuhl zu. Daß für Erwärmung der oft kalten Extremitäten, welche bisweilen wassersüchtige Anschwellungen aufweisen, zu sorgen ist, sei nebenbei erwähnt.

Bei der Pflege Magendarmkranker kommt es in erster Linie neben den vom Arzt verordneten Arzneimitteln auf Einhaltung einer Diät an (vgl. Vorlesung VI). Die Zubereitung und Temperatur der Speisen, gutes Kauen, sind hier als besonders wichtige Punkte anzuführen. Hier muß ich Sie auch mit dem Magenschlauch bekannt machen, einem Gummirohr, das wir aus diagnostischen Gründen, aber auch zwecks Behandlung einiger Vergiftungen und Magenerkrankungen (Magenspülung, wobei bisweilen der Spülflüssigkeit Medikamente zugesetzt werden) einführen. Ein Probefrühstück besteht aus einer Tasse Tee und einer Wassersemmel ohne Butter, eine Probemahlzeit aus einem Teller Fleischbrühe, einem Beefsteak (150 g Rindfleisch) mit Kartoffelbrei (50 g) und einem Brötchen. Im Durchschnitt wird der Magen auf der Höhe der Verdauung, $^3/_4$—1 Stunde nach dem Probefrühstück, c. 4 Stunden nach der Probemahlzeit ausgehebert. Die Behandlung Darmkranker ist vorwiegend eine diätetische. Die vielfach angewandte, 2—3 Tage lang zu verabfolgende Probediät ist folgende:

Morgens: $^1/_2$ l Milch (oder Tee oder Kakao) und 1 Semmel mit Butter und 1 weiches Ei. Frühstück: 1 Teller Haferschleimsuppe.

Mittags: $^1/_4$ Pfd. gehacktes mageres Rindfleisch, mit Butter leicht übergebraten (inwendig roh), fein durchgesiebter Kartoffelbrei (250 g).

Abends: 1 Teller Suppe oder $^1/_2$ l Milch, 1 Buttersemmel und 1—2 weiche Eier. (Der 2. Stuhlgang ist zur Untersuchung aufzuheben!)

Über die verschiedenen Arten von Einläufen habe ich Sie an anderer Stelle unterrichtet. Hier sei der Eingabe von Wismut-Griesbrei, ferner der Wismut- oder Baryumeinläufe zum Zweck der Diagnose der Magen-Darmerkrankungen mittels des Röntgenverfahrens gedacht.

An dieser Stelle sei kurz der Behandlung der Erkrankungen des Harnapparates Erwähnung getan. Zur Entleerung des Urins wie zur Behandlung (Spülung) des Harnapparates (Harnröhre, Blase, Harnleiter, Nierenbecken) führen wir aus Glas, Metall oder Gummi hergestellte sterile Instrumente (Katheter) in die Harnorgane ein.

Bei der Pflege Augenkranker wird es sich im wesentlichen Ihrerseits darum handeln, daß Sie Umschläge (kleine Mullläppchen, welche mit bestimmten Flüssigkeiten — Kamillentee, Borsäure 3%, Bleiwasser [10 Tropfen Bleiessig auf $^1/_4$ l Wasser] — getränkt sind) auflegen. Ohne genauere ärztliche Verordnung machen Sie am besten die Umschläge lauwarm. Der Patient soll tunlichst danach nicht gleich an die frische Luft gehen.

Sie müssen darauf achten, daß bei einer eitrigen Entzündung des einen Auges das andere vor der Infektion geschützt wird. Ferner werden Sie öfters in die Lage kommen, Einträufelungen von Medikamenten in das Auge zu machen. Überzeugen Sie sich immer vorher genau, daß die von Ihnen benutzte Pipettenspitze intakt ist, damit Sie keine Augenverletzung anrichten. Meist werden 2 Tropfen des betreffenden Medikamentes eingeträufelt. Sie ziehen das untere Lid herab und lassen den Patienten möglichst nach einem Punkte blicken, von dem aus er die eingeführte Pipette nicht sehen kann. Am häufigsten wird das Atropin (1 $^0/_0$ige Lösung) als Einträufelungsmittel gegeben, einmal zur Erweiterung der Pupille vor der Augenspiegeluntersuchung, dann aber auch zur Behandlung bestimmter Augenerkrankungen, beispielsweise der Regenbogenhautentzündung.

Was endlich die Pflege Ohrenkranker anlangt, so wird es sich da im wesentlichen um Ohrenspülungen handeln, die Sie auszuführen haben. Mit Hilfe der aus Hartgummi bestehenden Ohrenspritze werden die Spülungen gemacht. Sie führen die Spritze in den äußeren Gehörgang ein und zielen mit dem Strahl auf die Wandungen des Ganges, halten also die Spritze nicht direkt gerade hinein, um nicht eine Trommelfellverletzung hervorzurufen. Die gewöhnlich zur Ohrenspülung gebrauchte Flüssigkeit ist lauwarmes Wasser oder physiologische Kochsalzlösung oder aber Borsäure (3 $^0/_0$). Meist wird es sich darum handeln, verhärtetes Ohrenschmalz aus dem Gehörgang zu entfernen oder Mittelohrkatarrhe, also Entzündungen, die in der Regel durch die Ohrtrompete vom Rachenraum nach der Paukenhöhle hin fortgepflanzt sind, zu behandeln. Das Spülwasser muß stets unter geringem Kopfneigen des Patienten in das unter die Ohrmuschel gehaltene Eiterbecken abfließen. Auch wird neuerdings gern zur Behandlung eines Mittelohrkatarrhs feinst pulverisierte Borsäure mit einem Pulverbläser eingeblasen. Stets müssen Sie die Spülflüssigkeit dem Arzt zeigen. Fremdkörper, welche in das Ohr eingedrungen sind, dürfen nie mit einer Pinzette entfernt werden, weil dadurch der Fremdkörper nur tiefer in das Ohr hineinpraktiziert wird.

Was ich Ihnen in den letzten Vorlesungen vorgetragen habe, ist das vielgestaltige Rüstzeug, über das der Arzt bei der Behandlung der verschiedenen Erkrankungen verfügt. Zuerst erhebt der Arzt die wesentlichen Daten aus der Vorgeschichte einer Erkrankung, darauf folgt die Untersuchung des Patienten, die Stellung der Diagnose, die Entwicklung des Heilplanes (Therapie) und die mutmaßliche Aussage über den Verlauf der Krankheit (Prognose).

Hier füge ich die Besprechung der Pflege Geisteskranker an. Es ist einleuchtend, daß sich auf diesem schwierigen Gebiete nur eine energische Schwester, deren eigenes Nervensystem besonders gefestigt sein muß, erfolgreich betätigen kann. Es gehört eine eigene Begabung zur Pflege psychisch Kranker. Ich muß es mir hier versagen, auf klinische Erscheinungen einzugehen, nur einige wesentliche Punkte seien aus diesem hochwichtigen Kapitel herausgegriffen. Patienten, welche z. B. unter Sinnestäuschungen leiden, dürfen von der Schwester nicht in ihren Wahnideen bestärkt werden, auf der anderen Seite ist ein Ausredenwollen ihrer Ideen keineswegs am Platze; ein kurzes, ruhiges, aber oberflächliches Eingehen auf all das, was den Kranken beschäftigt, vermag eine kranke Seele bisweilen in hohem Maße zu beruhigen. Bei der Pflege von Geisteskranken, die sich ja meist in geschlossenen Anstalten (Pflege-, Heil-, Irrenanstalten) abspielen wird, muß die Schwester sich stets bewußt sein, daß plötzlich ein Kranker gemeingefährlich werden kann. Geistesgegenwart, Mut sowie Körperkraft gehören oft dazu, einen Kranken, der Mord- oder Selbstmordgedanken in seinem kranken Hirn brütet, von der Ausführung seiner Entschlüsse abzuhalten.

Eine Erscheinung muß hier insonderheit erwähnt werden, nämlich die oft mit Bewußtseinstrübungen einhergehenden Krampfzustände, welche als Symptome verschiedener Gehirnerkrankungen (die häufigste Ursache ist die Epilepsie) beobachtet werden. Die Schwester muß dafür sorgen, daß sich der Kranke selbst nicht verletzen kann. Sie legt den Patienten am zweckmäßigsten auf eine weiche Unterlage, etwa eine Matratze; zwischen die Zähne hat sie einen Gummikeil zu legen, um bei Krämpfen im Bereich der Gesichtsmuskulatur einer Zungenverletzung vorzubeugen.

Außerdem ist eine genaue Beobachtung der Art, der Dauer, sowie des Ausbreitungsgebietes der Krämpfe (Pupillenreaktion, Verdrehen der Augen, Schaum vor dem Munde usw.) angezeigt. Auf Grund des Berichtes einer Schwester wird der zugezogene Arzt oft wichtige Anhaltspunkte für die Diagnose und Auffassung des Falles erlangen.

Die Besprechung der Wöchnerinnen- und Säuglingspflege kann nicht im Rahmen unserer Vorlesungen liegen und wird deshalb hier außer acht gelassen.

Wenn Ihnen die Pflege eines Sterbenden übertragen ist, seien Sie in Ihrer Pflichterfüllung treu bis zum letzten Atemzuge des Kranken. Sorgen Sie dafür, daß in dem Raume, in welchem ein Sterbender liegt, eine dem Tode würdige Ruhe herrscht.

Die sicheren Todeszeichen bestehen in dem Starrwerden der Körpermuskulatur, dem Auftreten blauroter, namentlich an den tiefsten Körperpartien gelegener Totenflecke, in der Weichheit der Augäpfel sowie dem Trockenwerden der Hornhaut des Auges. Zu den unsicheren Todeszeichen gehört das Aufhören der Atmung, des Pulses, des Gefühls und ferner das Erblassen der Haut. Die unsicheren Zeichen können auch beim Scheintod vorkommen (Scheintod durch Einatmen giftiger Gase, bei Ertrunkenen, Erhängten, Erfrorenen). In solchen Fällen tritt die sofortige, lange Zeit fortzusetzende künstliche Atmung in ihr Recht.

Zehnte Vorlesung.

Wundbehandlung. — Antisepsis und Asepsis. — Notverband. — Verbrennung. — Erfrierung.

Aus dem großen Kapitel chirurgischer Krankheiten müssen Sie genau über die Grundlagen der Wundbehandlung orientiert sein. Gerade auf dem Gebiete der Chirurgie werden Sie anfangs mancherlei zu überwinden haben, Sie werden Dinge zu sehen bekommen, welche abstoßend auf Sie wirken. Zwei praktische Winke möchte ich Ihnen da geben: Wenn Sie bei Operationen assistieren müssen, gehen Sie nie mit nüchternem Magen, sondern nachdem Sie eine genügende Mahlzeit eingenommen haben, an Ihre Tätigkeit heran, geben Sie ferner peinlichst auf den Ihnen vom Arzt aufgetragenen Dienst acht, je mehr Sie sich konzentrieren, um so weniger werden Sie unangenehme ohnmachtsähnliche Zustände bei sich selbst erleben; Energie macht hier alles.

Unter einer Wunde verstehen wir eine Verletzung der Haut. Das Aussehen einer Wunde hängt ab von der Art der Gewalteinwirkung, welche die Haut betroffen hat. So unterscheiden wir Riß- und Schnittwunden, Schuß-, Stich- und Hiebwunden, endlich Quetschungen. Letztere gehören meist zu den harmloseren Verletzungen. Die Wundheilung kann entweder durch Verklebung der Wundränder oder aber durch Eiterung (Bildung von Fleischwärzchen) vonstatten gehen. Letztere läßt stets mehr oder weniger tiefe Hautnarben zurück. Die Schwere einer Verletzung hängt neben der Art des Instrumentes von der Lebenswichtigkeit des betroffenen Organes ab; so sind Bauch- und Schädelverletzungen in der Regel schwerwiegendere Vorkommnisse als Verletzungen einer Extremität. Selbst bei der kleinsten Wunde besteht die Gefahr des Eindringens von Krankheitserregern in dieselbe; das Auftreten von Wundfieber, von Wundrose, von Wundstarrkrampf kommt auf diese Weise zustande.

Woher stammen nun die Keime, welche in eine Wunde hineingelangen?

1. können Krankheitserreger von der Haut aus, welche ja stets zahlreiche Keime aufweist,
2. durch sie bedeckende Kleider, ferner durch Berührung des Fingers, durch Staubteilchen des Erdbodens usw. die Wunde infizieren.

Im folgenden sei auf die Wundbehandlung im Kriege eingegangen. Wenn dieselbe auch im Prinzip analog ist derjenigen im Frieden, so kommen doch im Kriege für die Heilung erschwerende Umstände in Betracht. Einmal handelt es sich da um ganz besonders schwere Verletzungen durch die mannigfachen Arten der die Wunden setzenden Geschosse (Flinte, Pistole, Revolver; Artilleriegeschosse: Granaten, Schrapnells). Sie werden wissen, daß hier die Dum-Dum-Geschosse* die schlimmsten Gewebszerreißungen zur Folge haben. Bei gewöhnlichen Kugelschüssen kann man meist die Kugel als steril betrachten. Aus der Art der Ein- bzw. Ausschußöffnung ist die Entfernung, aus welcher der Schuß erfolgte, ziemlich sicher festzustellen. (Abb. 5 u. 6.) Besonders gefährlich sind die Kleiderfetzen, welche mit der Kugel in den Laufkanal fortgerissen werden; sie können die Quelle lange dauernder Eiterungen werden.

Das Anlegen des Notverbandes ist sehr bedeutungsvoll für den Heilverlauf. Das Wort „Nicht schaden" muß mit goldenen Lettern über der Pflege Verwundeter stehen. In früheren Zeiten gingen weit mehr Verwundete an schweren Infektionen

* So genannt nach dem Herstellungsorte Dum-Dum bei Calcutta.

zugrunde als heutzutage. Wenn irgend möglich suchen wir mit Erhaltung des verletzten Gliedes durchzukommen, während

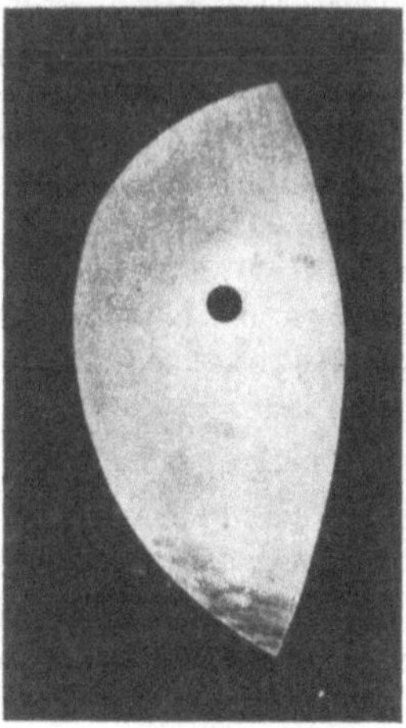

Abb. 5. Einschuß (Schädel).

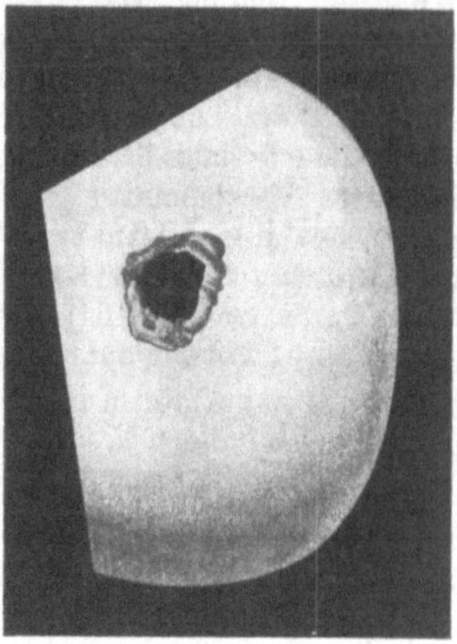

Abb. 6. Ausschuß (Schädel).

(Nach Tillmanns Allgem. Chirurgie.)

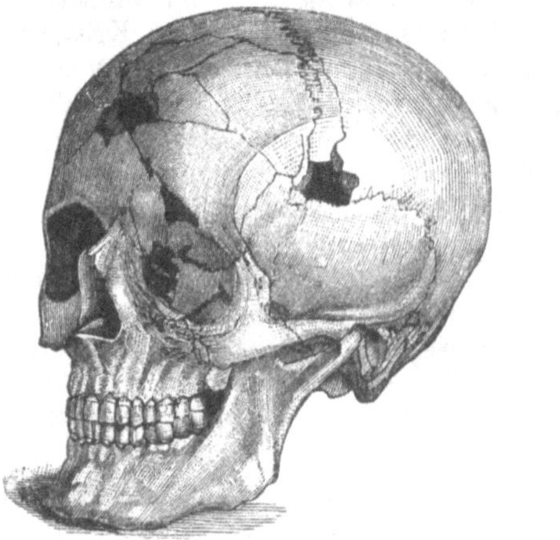

Abb. 7. Schwere Schußverletzung des Schädels.
(Nach E. v. Bergmann.)

früher häufiger die Absetzung von Gliedmaßen (Amputation) vorgenommen wurde.

Ehe ich auf die Pflege von Wunden eingehe, muß ich Ihnen das Wesen der Antisepsis und Asepsis schildern. Die Antisepsis bezweckt, durch Lösungen wie Sublimat, Karbolsäure usw. (besonders beliebt war früher der Karbolspray) die Bakterien, welche in eine Wunde eingedrungen sind, abzutöten. Die antiseptische Flüssigkeit wirkt aber nicht nur schädigend auf die Bakterien ein, sie wirkt auch auf das gesunde Gewebe äußerst ätzend und kann leicht zu geschwürigen Veränderungen desselben Veranlassung geben. Während also bei der Antisepsis damit ge-

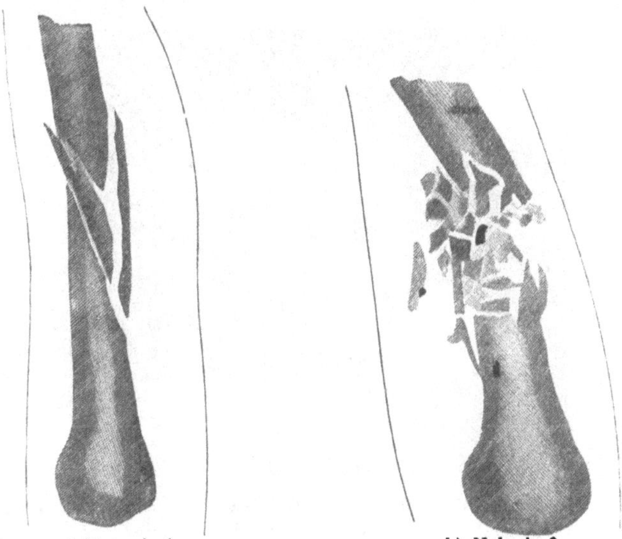

a) Fernschuß. b) Nahschuß.

Abb. 8. Knochenschuß-Verletzung (nach Küttner).

rechnet wird, daß man in einem Gewebe arbeitet, dessen Keime durch chemische Stoffe unschädlich gemacht werden sollen, geht man bei der Asepsis davon aus, möglichst keine weiteren Keime durch seine Hände, Instrumente usw. in die Wunde hineingelangen zu lassen. Wie arbeitet man nun aseptisch? In erster Linie ist eine peinliche Desinfizierung der Hände notwendig. Leider können wir unsere Hände infolge ihrer zahlreichen Furchen nicht keimfrei machen, wir können nur den Keimgehalt sehr verringern. Durch kräftiges Bürsten und Seifen der Hände mit heißem Wasser (mindestens 5 Minuten lang) sowie durch nachfolgende (5 Minuten lange) Alkohol- oder Sublimatwaschung (1,0 : 1000,0) können wir die Hände bis zu einem gewissen Grade arm an Keimen machen. Sehr zweckmäßig ist es, auf die so vorbereiteten Hände sterile Gummihandschuhe zu ziehen; mit solchen können wir in der Tat aseptisch arbeiten. Außer unseren Händen sind sämtliche Instrumente durch 10 bis 15 Minuten langes Auskochen unter Sodazusatz, um die Metallteile nicht anzugreifen, zu sterilisieren. Aus Holz oder Gummi bestehende Instrumente sind mindestens $^{1}/_{2}$ Stunde in desinfi-

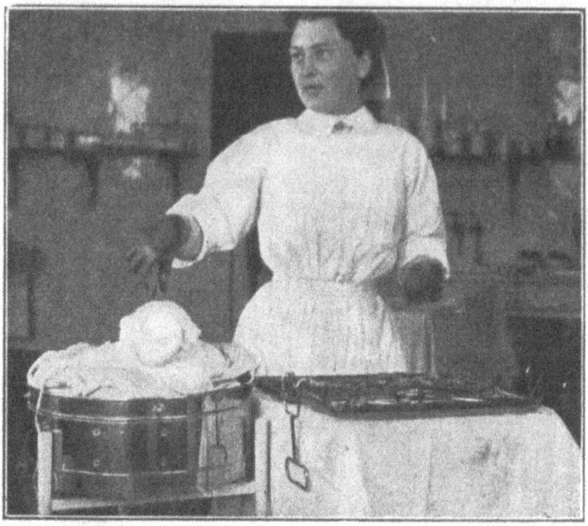

Abb. 9. **Entnahme steriler Verbandstoffe aus dem Sterilisationskessel (nach Tillmanns).**

zierende Lösungen zu legen. Ferner ist die Haut in der Umgebung einer Wunde durch Einpinseln mit Jodtinktur keimarm zu machen. Wird in dieser Weise bei der Wundbehandlung vorgegangen, also aseptisch und antiseptisch, so können wir oft den Patienten vor einer Infektion bewahren oder aber eine infizierte Wunde der Heilung entgegenführen.

Ich wies schon darauf hin, daß der Notverband, man kann fast sagen, ausschlaggebend für das Auftreten einer späteren Wundinfektion ist. Sie wissen vielleicht, daß jeder Soldat im Felde ein Notverbandpäckchen, eine Reihe steriler Verbandutensilien, in seinem Tornister trägt. Den ersten Verband wird ja meist der Arzt eigenhändig anlegen; aber im Kriege, wo oft in kürzester Zeit eine große Anzahl Verwundeter verbunden werden muß, werden auch Sie leicht in die Lage kommen, selbst Notverbände unter Beaufsichtigung des Arztes anlegen zu müssen. Beherzigen Sie stets, wie ich bereits vorhin ausgeführt habe, nie mit ihren Fingern in die Nähe der Wunde zu kommen. Die die verletzte Hautstelle umgebende Kleidung muß aufgeschnitten und steriler, mit einer Binde zu befestigender Mull auf die Wunde gelegt werden. Daß die Bindentouren möglichst gleichmäßig und fest sitzen, ohne den Patienten zu drücken — es darf keineswegs

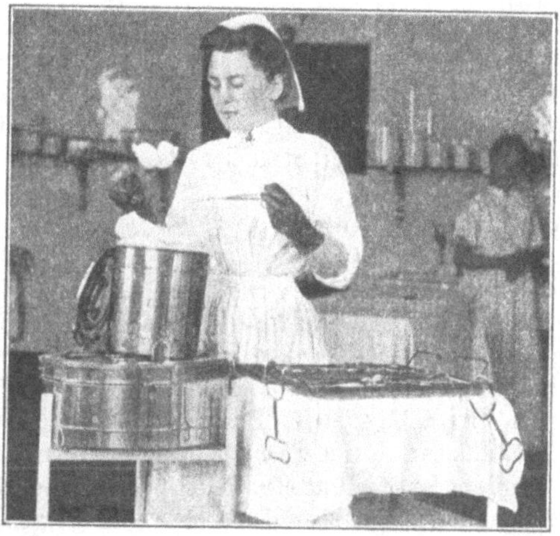

Abb. 10. **Darreichung steriler Tupfer bei der Operation (nach Tillmanns).**

eine bläuliche Anschwellung der Extremität unterhalb der Binde entstehen —, ist selbstverständlich. Einen Verband kunstgerecht anzulegen, werden Sie erst allmählich lernen. Bekanntlich werden mit solchem Notverband, wie ich ihn kurz geschildert habe, die Verwundeten dann weitertransportiert. Der Arzt, welcher den zweiten Verband anzulegen hat, wird sich schnell ein Urteil bilden können über eine eventuelle Infektion der Wunde. Hautwunden haben nämlich im großen und ganzen die Neigung, schnell zu verkleben, besonders wenn keine Krankheitserreger in die Wunde eingedrungen sind. Bei einer zackigen Einschußöffnung ist mit größerer Wahrscheinlichkeit mit einer Wundinfektion zu rechnen als bei glatten Wundrändern. Nichts rächt sich bei der Pflege Verwundeter so sehr, wie eine Vielgeschäftigkeit des Arztes bzw. der Schwester: je weniger man mit einer Wunde macht, um so besser und schneller wird sie heilen. Außer dem Notverband hat sich besonders der Mastisolverband bewährt. Die Haut im Bereich der Wunde wird mit Mastisollösung bestrichen, dadurch werden die Bakterien festgeklebt, ihr Vordringen in die Wunde wird unmöglich gemacht; auf die Klebemasse kommt dann eine sterile Mulllage. Das Anlegen einer Binde wird sich meist erübrigen.

Im Anschluß an meine Ausführungen über die Wundbehandlung gehe ich auf die Verbrennungen und Erfrierungen ein. Bei einer Verbrennung, die durch die verschiedensten Umstände (Feuer, heiße Flüssigkeiten usw.) herbeigeführt sein kann, unterscheiden wir drei Stadien:

1. das der Rötung,
2. der Blasenbildung,
3. der Verkohlung.

Charakteristisch sind die gewaltigen Schmerzen bei Verbrennungen. Brennende Kleidungsstücke sind zunächst zu löschen, indem man Decken, Sand usw. auf dieselben wirft oder sie aber mit Wasser begießt. Verbrennungen ersten Grades werden mit kühlenden Umschlägen oder Puderapplikation zu behandeln sein. Die Brandblasen dürfen nicht geöffnet werden, es sei denn mit einer sterilen (ausgeglühten) Nadel. Sind die Blasen der Oberhaut beraubt, so sind sterile Verbände anzulegen. Als gebräuchlichstes Mittel bei Verbrennungen sei die Bardelebensche Brandbinde genannt. Wenn die Ausdehnung von Brandwunden $^1/_3$ der Körperoberfläche übertrifft, gehen die Menschen meist an der Verbrennung zugrunde; wahrscheinlich handelt es sich dabei um die Aufnahme von Giften, die sich durch Verbrennung des Zelleiweißes bilden.

In analoger Weise wie bei der Verbrennung unterscheiden wir auch bei exzessiver Kälteeinwirkung (Erfrierung) drei Stadien:

das erste äußert sich in einer mit brennenden Schmerzen verbundenen Rötung,

das zweite in einer intensiven Blaurotfärbung des Gewebes mit Blasenbildung,

im dritten Stadium werden Schorfe auf der gefühllosen, sich kalt anfühlenden Haut beobachtet.

Was die Pflege Erfrorener anbetrifft, so denken Sie besonders daran, daß Sie ja nicht solche Leute in ein warmes Zimmer transportieren, geschweige denn in die Nähe des Ofens bringen dürfen, allmählich muß das Gewebe wieder zum Tauen gebracht werden. Das beste Mittel besteht in Frottieren der erfrorenen Gliedmaßen mit Schnee oder recht kaltem Wasser. Dann wird die Haut gut abgetrocknet und mit kühlen Tüchern bedeckt. Daß bei Aufhören der Atmung die künstliche Atmung einzuleiten ist, ferner bei Nachlassen der Herzkraft entsprechende Mittel (schwarzer Kaffee, Kognak) zu geben sind, versteht sich von selbst.

Elfte Vorlesung.

Narkose. — Künstliche Atmung. — Knochenbrüche.

Zur lokalen Betäubung, die bei kleinen operativen Eingriffen (z. B. Punktionen, Flüssigkeitsentleerung aus der Brust- oder Bauchhöhle, Einschitt zur Entleerung von Eiter) angewendet wird, bedient man sich des Chloräthylsprays. Durch Aufspritzen dieser Flüssigkeit wird eine Erfrierung der betreffenden Hautstelle hervorgerufen, so daß die Schmerzempfindung herabgesetzt oder aufgehoben wird. Ferner spritzt man gern betäubende Mittel in die Haut sowie in das Gewebe, in dem operiert werden soll. Meist handelt es sich um Kokainpräparate; schon durch die Injektion von Kochsalzlösung kann man infolge des Druckes, der durch die Einspritzung auf die Zellen ausgeübt wird, bis zu einem gewissen Grade das Gewebe unempfindlich machen.

Die allgemeine Betäubung (Chloroform-Äthernarkose) spielt eine sehr große Rolle in der Chirurgie. Einmal bezweckt man, dem Patienten jeden Schmerz bei dem Eingriff zu benehmen, andererseits erleichtert der Arzt sich selbst wesentlich seine Tätigkeit, wenn der Patient in tiefem Schlaf vor ihm liegt und keine Abwehrbewegungen ausführen kann. Herzkranke oder ältere Leute, die einen weniger leistungsfähigen Zirkulationsapparat besitzen, sind besonders durch das Chloroform gefährdet. Patienten, die an Katarrhen der Luftwege leiden, dürfen keiner Äthernarkose unterzogen werden. In diesen Fällen tritt die Rückenmarksanästhesie (Einspritzung narkotisch wirkender Mittel in den Rückenmarkssack) in ihr Recht; allerdings ist diese Methode nur für Operationen zu verwenden, welche unterhalb der Nabelgegend ausgeführt werden.

Sie werden oft vom Arzt bei der allgemeinen Narkose zur Hilfeleistung herangezogen werden. Konzentrieren Sie sich mit aller Kraft auf die Ihnen gestellten Aufgaben. Meist wird eine Schwester beauftragt, den Puls und die Atmung bei der Narkose zu kontrollieren, während die andere die Narkose gibt und dabei die Pupillen beobachtet. Vor Beginn der Betäubung muß der Patient, wenn er ein künstliches Gebiß besitzt, dasselbe entfernen. Der Kranke hat möglichst einige Stunden vor der Operation keine Nahrung mehr zu sich zu nehmen, auch muß er sich längere Zeit nach Ausführung des chirurgischen Eingriffs der Nahrungsaufnahme enthalten.

Fast allgemein ist die Schimmelbuschsche Maske zur Chloroformierung in Anwendung. Die mit sauberem Flanell überzogene Maske wird zunächst langsam tropfenweise mit der Chloroformflüssigkeit benetzt. Das zur Narkose gebräuchliche, im Dunkeln aufzubewahrende Chloroform wird in braunen Flaschen von der Apotheke abgegeben. Neuerdings sind vielfach Apparate zur Chloroformierung in Anwendung, bei denen automatisch der Chloroformverbrauch an einer Skala abgelesen wird. Die Maske wird über Mund und Nase gehalten. Es ist wichtig, daß die Chloroformlösung nicht die Haut benetzt, ferner besonders nicht in das Auge geträufelt wird. Bevor das Bewußtsein geschwunden ist, beobachtet man einen bei Alkoholikern besonders stark ausgebildeten Erregungszustand. Der richtige Grad der Betäubung ist eingetreten, wenn die Skelettmuskulatur erschlafft, der Kranke keinerlei Zuckungen mehr beim Kneifen der Haut zeigt. Nehmen Sie während der Narkose irgendwelche Veränderungen am Pulse (Beschleunigung, Verlangsamung, Aussetzen des Pulses) oder an der Atmung (Langsamwerden der Atmung bzw. Aufhören derselben) wahr, oder aber erscheint die Pupille sehr weit und reagiert sie nicht mehr auf Lichteinfall, so muß sofort die Maske vom Gesicht genommen werden. Sie haben laut und bestimmt dem operierenden Arzt Meldung von Ihrer Beobachtung zu erstatten. Stets müssen neben dem Operationstisch ein Stieltupfer, eine Mundsperre und Zungenzange, sowie eine Spuckschale bereitstehen; häufig kommt es während der Narkose zum Erbrechen, Sie müssen dann das Gesicht des Kranken nach der Seite wenden, damit das Erbrochene bei der Bewußtlosigkeit des Patienten nicht in die Luftwege eingesogen wird. Derjenige, welcher die Maske über das Gesicht des zu Chloroformierenden hält, muß die Unterkiefer beiderseits

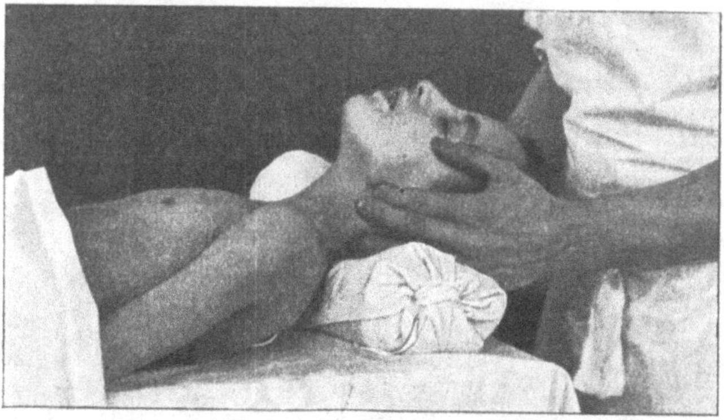

Abb. 11. Vorschieben des Unterkiefers bei drohender Erstickung (nach Tillmanns).

nach vorn ziehen, es muß die untere die obere Zahnreihe deutlich überragen; oft verschließt die während der Betäubung erschlaffende Zunge den Kehlkopfeingang, dann muß die Zunge mit Daumen und Zeigefinger oder mit der Zange herausgezogen werden (Abb. 11 u. 12). Bei stärkerer Ansammlung von Speichel und Schleim ist die Mundhöhle gehörig auszutupfen.

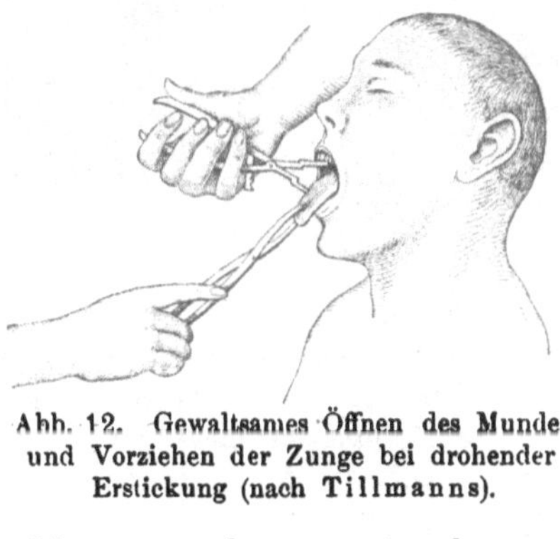

Abb. 12. Gewaltsames Öffnen des Mundes und Vorziehen der Zunge bei drohender Erstickung (nach Tillmanns).

Die Äthernarkose wird in analoger Weise ausgeführt wie die Betäubung mit Chloroform. Man verwendet gern eine das ganze Gesicht bedeckende Maske, die außer der Gazeschicht noch eine Wachstuchumhüllung besitzt. Denken Sie stets daran, daß Äther feuergefährlich ist.

Wenn die Atmung während der Narkose aufhört, muß die künstliche Atmung in Kraft treten. Durch bestimmte Manipulationen ahmen wir die Bewegungen, welche normalerweise bei der Ein- und Ausatmung vom Brustkorb vollführt werden, nach. Wir unterscheiden zwei Arten der künstlichen Atmung: einmal diejenige, wobei wir durch Bewegung der Arme eine Erweiterung und Verkleinerung der Brusthöhle erstreben. Zu diesem Zwecke legen Sie dem Patienten eine Rolle oder auch seine zusammengerollten Kleider unter die Schultern, nachdem der Oberkörper und der Bauch von beengenden

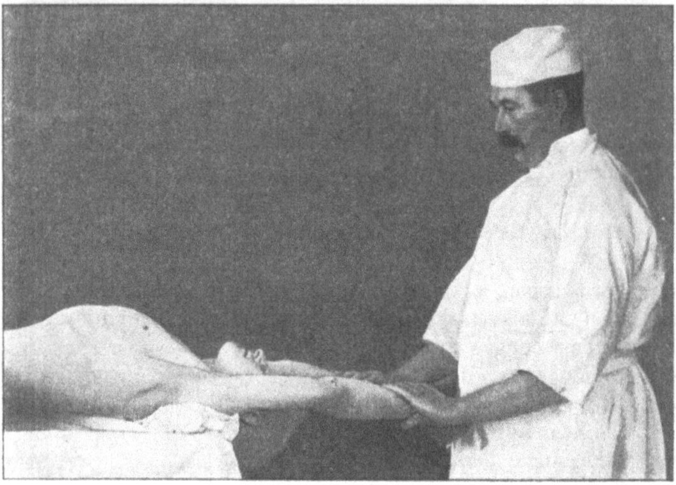

Abb. 13. Künstliche Atmung nach Silvester, Einatmung.

Kleidungsstücken befreit sind. Sie nehmen die künstliche Atmung vor, während der Patient auf einem Tisch oder auf dem Boden liegt. Am besten knien Sie im letzteren Falle hinter dem Kopf des Menschen; Sie ergreifen beide Arme in Ellenbogenhöhe und führen sie in möglichst gleichmäßigem Tempo langsam neben dem Kopfe empor. Dieser Handgriff ahmt die Bewegung nach, die wir bei der Einatmung machen (Abb. 13). Nach etwa 3 Sekunden pressen Sie die Arme bei gebeugtem Ellbogengelenk des Patienten kräftig gegen die seitlichen und unteren Brustkorbpartien; diese Bewegung entspricht der Ausatmung (Abb. 14). Etwa 15—20 mal in der Minute, möglichst rhythmisch, führen Sie die eben genannten Bewegungen bis zu einer Stunde und länger aus.

Die zweite, seltener angewendete Form der künstlichen Atmung besteht darin, daß wir am wagerecht liegenden Menschen, nachdem wir ein Kissen unter seine Lendengegend gelegt haben, selbst vor dem Patienten kniend, den Brustkorb mit den Händen in rhythmischer Weise zusammenpressen und wieder von selbst zurückfedern lassen. Diese Art künstlicher Atmung wird anzuwenden sein, wenn beispielsweise

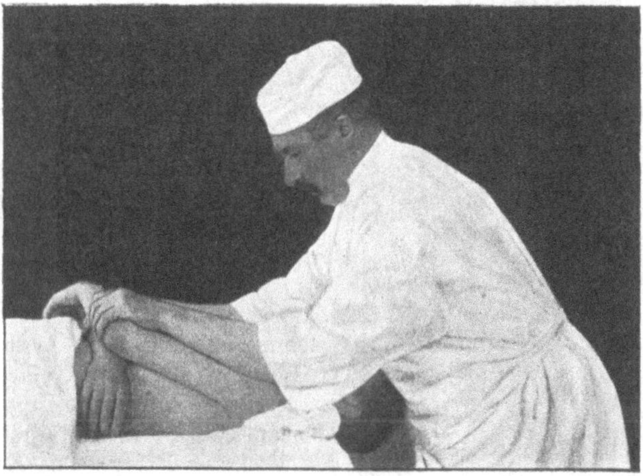

Abb. 14. Künstliche Atmung nach Silvester, Ausatmung.

Knochenbrüche oder Verrenkungen an den oberen Extremitäten vorliegen, oder aber ein Arm amputiert ist.

Wann das Leben wieder zurückkehrt, beobachten wir eine allmählich auftretende Rötung des Gesichts, geringe Bewegungen im Bereiche der Gesichtsmuskulatur und erst oberflächliche und langsame, dann immer schneller und kräftiger werdende, von selbst entstehende Atembewegungen.

Hier schließe ich die Besprechung der Knochenbrüche und Verrenkungen an. Besonders häufig werden Brüche an den langen Röhrenknochen beobachtet. Wir unterscheiden einfache und komplizierte Knochenbrüche. Während bei den einfachen die Haut keine Verletzung zeigt, wird bei den komplizierten die Haut durch das Knochenbruchstück aufgespießt, es besteht also bei den letzteren eine direkte Beziehung des Knochens mit der Außenwelt. Es leuchtet ein, daß dieselben weit gefährlicher sind, weil Keime von der Haut leichter in die Tiefe des Gewebes eindringen können, als bei unversehrter Haut. Die klinischen Erscheinungen des Knochenbruchs sind im wesentlichen folgende: Die zerrissenen Gefäße, aus denen es in das Gewebe hineinblutet, führen zu einer schmerzhaften Schwellung; die Kontur des betreffenden Gliedes ist im Vergleich zur gesunden Seite verändert. Meist ist die Extremität verkürzt, weil die beiden Stücke des gebrochenen Knochens eine Winkelstellung aufweisen. Den mittels des Gesichtssinnes und der Betastung erhobenen Befund ergänzt der Arzt häufig durch Heranziehung der Röntgenstrahlen (Abb. 15), welche uns eine genaue Kenntnis über die Lage der Knochenstücke übermitteln.

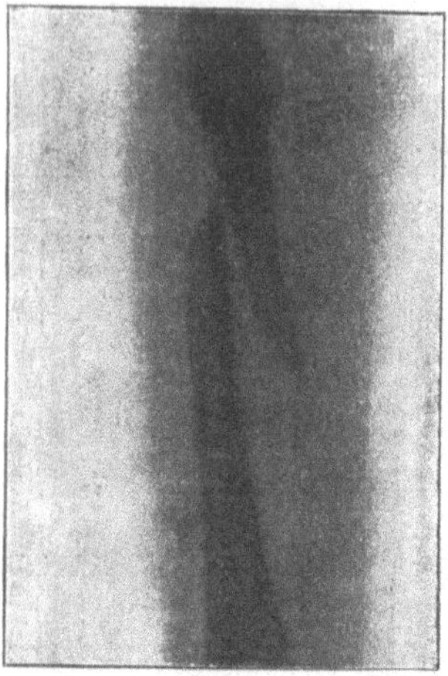

Abb. 15. Röhrenknochenbruch, entstanden durch Sturz von der Treppe. (Röntgenphotographie.) (Nach Tillmanns.)

Bei der Pflege von Knochenbrüchen ist eine richtige Lagerung des gebrochenen Gliedes notwendig, durch Unterlegen eines Kissens sorgen Sie möglichst für Ruhigstellung desselben. Denken Sie stets daran, daß Knochenbrüche äußerst schmerzhaft sind, sobald die Extremität berührt wird, und wenn Sie eine Handreichung ausführen müssen, fassen Sie sicher zu unter geringem Ziehen an dem Teile der Gliedmaße, welcher das untere Knochenfragment birgt.

Bei der Behandlung von Knochenbrüchen ist darauf zu sehen, daß die gebrochenen Knochen in möglichst normaler Stellung verheilen. (Abb. 16.) Um dies zu erzielen, wird meist in Narkose durch Druck, Zug und Gegenzug die Extremität wieder in die regelrechte Lage zu bringen versucht; diese Lage muß dauernd aufrecht erhalten werden. Dies kann auf verschiedene Weise geschehen: einmal durch Anlegen einer aus Holz, Pappe oder dergleichen hergestellten Schiene, oder aber man legt einen Streckverband an oder gipst das Bein ein. Beim Anlegen des Gipsverbandes kommt es besonders darauf an, daß der Verband nicht drückt. Schwillt einige Zeit nach dem Anlegen eines fixierenden Verbandes die Extremität unterhalb desselben an, so sind Einschnitte in den Verband zu machen bzw. bei zu-

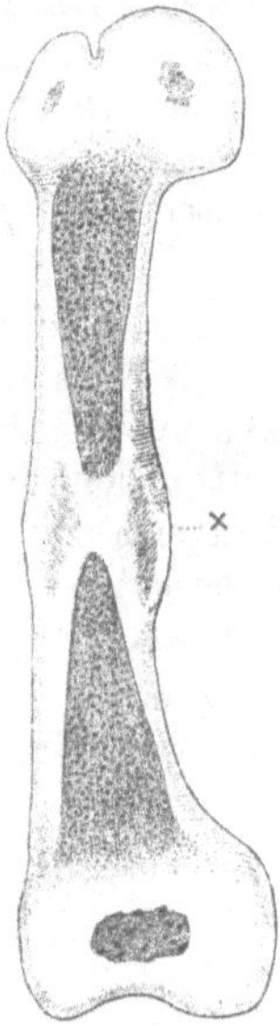

Abb. 16. Längsschnitt durch den Oberschenkel, 5 Wochen nach einem Bruch. × frühere Knochenbruchstelle. (Nach Tillmanns.)

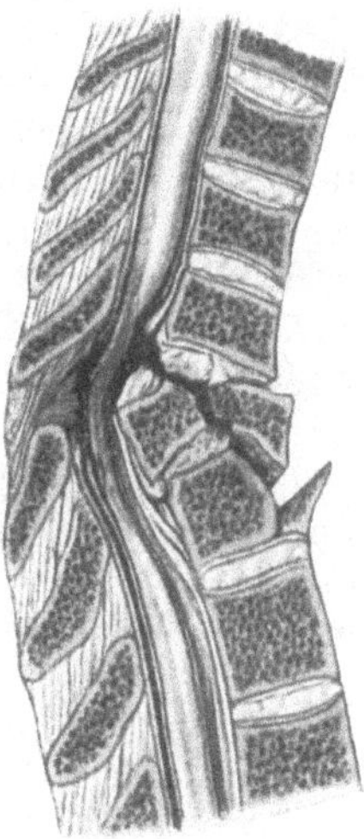

Abb. 17. Bruch zweier Wirbelkörper mit vollständiger Zermalmung des Rückenmarkes (nach Sultan.)

nehmenden Schmerzen des Patienten ist eine Erneuerung des Verbandes vorzunehmen.

Als Beispiel meiner bisherigen Ausführungen habe ich den Bruch eines Röhrenknochens gewählt. Drei Brüche müssen noch kurz erwähnt werden, weil sie unter einem ganz besonders schweren Krankheitsbilde verlaufen: der Schädel-, Wirbel- und Beckenbruch.

Die klinischen Erscheinungen, welche den Verdacht eines

Schädelbruches erwecken, bestehen in im Anschluß an eine Schädelverletzung auftretenden starken Kopfschmerzen, Benommenheit sowie dem Nachweis von Blut im äußeren Gehörgang. Bei einem Schädelbruch braucht keineswegs eine äußere Wunde am Kopfe festzustellen sein; besonders gern zerbricht die innere Rindenschicht des Schädelknochens, ein Splitter derselben drückt auf die Hirnhäute und das darunterliegende Gehirn und löst die schweren Erscheinungen von Hirndruck (verlangsamter Puls, Erbrechen, Benommenheit oder Bewußtlosigkeit) aus. Stets ist ein Schädelbruch mit inneren Gehirnblutungen verbunden. Wischen Sie ja nie das etwa aus dem Ohr rieselnde Blut fort; der Nachweis einer solchen Blutung ist diagnostisch äußerst wichtig, Sie dürfen höchstens einen sterilen Tupfer vor den äußeren Gehörgang legen.

Bei einem Wirbelbruch stehen Lähmungserscheinungen im Vordergrunde. Das abgesprengte Stück eines Wirbels ruft eine Quetschung oder Zerreißung des Rückenmarkes hervor. (Abb. 17.) Die Lähmungen der Gliedmaßen, wobei oft gleichzeitig eine Empfindungslähmung vorhanden ist, machen eine gute Hautpflege — wie ich bereits früher hervorgehoben habe — äußerst notwendig, um eine Blutvergiftung zu verhindern.

Bei einem Beckenbruch findet häufig eine Verletzung der Harnblase statt, welche zu den schwersten Krankheitserscheinungen Veranlassung geben kann.

Zwölfte Vorlesung.

Verrenkungen. — Blutungen. — Ohnmacht. — Hitzschlag. — Vergiftungen.

Unter einer Verrenkung verstehen wir eine Verschiebung der ein Gelenk zusammensetzenden Knochenenden. Dabei kommt es meist zu einem Riß in dem Bandapparat, in der Gelenkkapsel. Es hat sich folgende Ausdrucksweise bei der Benennung einer Verrenkung herausgebildet: Wenn sich z. B. die gelenkige Verbindung zwischen Ober- und Unterschenkelknochen gelöst hat, so nennt man dies: Verrenkung des Unterschenkels. Man bezeichnet den vom Rumpfe des Körpers am entferntesten liegenden Knochen als den verrenkten. Klinisch bestehen die wichtigsten Erscheinungen einer Verrenkung in einer abnormen Stellung der das Gelenk konstituierenden Knochenenden (Verkürzung oder Verlängerung der Extremität), und in einer veränderten Kontur der Gelenkgegend. Das Gelenk ist äußerst schmerzhaft, die Bewegungsmöglichkeit ist eingeschränkt oder aufgehoben. Der Arzt hat das verrenkte Glied wieder in die richtige Lage zu bringen und durch geeignete Verbände, Schienen usw. dafür zu sorgen, daß die Gelenkkapsel wieder heilt und die Gelenkfunktion später sichergestellt wird.

Hier seien die verschiedenen Blutungen, wie sie bei Verletzungen so häufig auftreten, besprochen.

Nasenbluten ist eine sehr oft zur Beobachtung kommende Erscheinung. Dasselbe entsteht bisweilen durch Verletzung der Nasenschleimhaut, durch abnorm dünnwandige, zur Blutung neigende Venengeflechte in der Nase; aber auch bei einigen Infektionskrankheiten, z. B. bei Scharlach, Unterleibstyphus, Nierenentzündung, kommt es oft zu Nasenbluten. Ein kalter Umschlag auf die der Nase benachbarte Stirnpartie, Hochlagerung des Kopfes, Verbieten des Nasenschnaubens, event. das Einführen eines Watte- oder Mullbausches (Jodoformgaze, Eisenchloridwatte) in das Nasenloch wird meist die Blutung zum Stehen bringen.

Blutungen aus der Lunge (Blutsturz = Haemoptöe) werden am häufigsten beobachtet bei der Lungentuberkulose, dann bei der Lungenblähung und bei Verletzungen des Brustkorbes; vorwiegend beim Lungenschuß hustet der Betreffende Blut aus. Das aus der Lunge stammende Blut sieht meist hellrot schaumig aus und kann in minimaler, aber auch in großen Mengen, tassenkopfvoll und mehr ausgehustet werden. Strengste Ruhe, vor allem psychische Beruhigung von seiten der Schwester, Auflegen einer Eisblase auf die meist schmerzende Brustkorbstelle, event. Anlegen von Stauungsbinden an den Oberarmen, Darreichung von Kochsalz per os (intravenöse Einspritzung einer $10^0/_0$igen sterilen Kochsalzlösung, ferner Gelatineeinspritzungen subkutan) bilden den wesentlichen Apparat, dessen sich der Arzt bei Behandlung einer Lungenblutung zu bedienen pflegt. Bisweilen wird eine Morphiumeinspritzung von Nutzen sein.

Blut, das aus dem Magen stammt, sieht meist infolge der Salzsäureeinwirkung braunrot aus. Eine Entscheidung, ob es sich um aus der Lunge oder aus dem Magen stammendes

Blut handelt, ist oft sehr schwer. Wenn nämlich ein Mensch Blut hustet, wird ihm häufig durch den Blutgeschmack übel, und er kann im Anschluß des Blutsturzes direkt das Blut erbrechen. Magenblutungen kommen vorwiegend bei Magengeschwüren und bei Magenkrebs vor, können aber natürlich auch durch jede Magenverletzung hervorgerufen werden. Daß bei einer Magenblutung möglichste Vorsicht in der Ernährung geboten ist (einige Tage lang Nährklystiere), versteht sich von selbst.

Darmblutungen erkennen wir meist aus der pechschwarzen Farbe des Stuhlganges. Es gibt aber auch Magen-Darmblutungen, die nur mittels des chemischen Blutnachweises im Kote sichergestellt werden können (vgl. auch S. 28).

Blutungen aus dem Ohr deuten oft auf eine Schädelverletzung, wie ich bereits hervorhob, Gehirnblutungen (die häufigste Ursache gibt die Verkalkung der Gehirnarterien ab) äußern sich durch Benommenheit, bzw. Bewußtlosigkeit und Lähmungserscheinungen mannigfachster Art; wir nennen einen solchen Zustand „Schlaganfall".

Blutet es aus einer oberflächlichen Hautwunde, so handelt es sich um eine Blutung aus den Haargefäßen (kapillare Blutung). In Gestalt des honiggelben (aus Blut und Lymphe bestehenden) Schorfes legt der Körper gewissermaßen selbst ein Pflaster auf die Wunde.

Blutet es aus einer Körperschlagader, beispielsweise der Hals- oder Oberarmschlagader, so spritzt das Blut im Strahl heraus. Durch einen Druckverband bzw. durch kräftigen Fingerdruck auf den Stamm der Pulsader oberhalb der Wunde werden Sie häufig die Blutung stillen können. Besonders bewährt sich oft der Gebrauch eines elastischen Gurtes (Hosenträger). Blutungen aus den Venen (z. B. Verletzung einer Krampfader am Unterschenkel) stehen durch Hochhaltung des Gliedes unter Anlegung eines Druckverbandes.

Wenn Sie chirurgische Kranke pflegen, müssen Sie genau achtgeben, ob es in den Verband hineinblutet. Eine stärkere Blutung nehmen Sie am Pulse des Patienten wahr, derselbe wird klein und weich, der Patient wird schwach, sein Gesicht wird leichenblaß, ein ohnmachtähnlicher Zustand kann eine beginnende Blutung anzeigen.

Zwei Zustände bedürfen noch einer Besprechung, weil Sie als Helferin in die Lage kommen können, wenn ein Arzt nicht gleich zur Stelle ist, selbst einen Rat zu erteilen, ich meine die Ohnmacht und den besonders bei marschierenden Soldaten vorkommenden Hitzschlag.

Unter einer Ohnmacht verstehen wir einen Zustand, der meist dadurch hervorgerufen wird, daß die Blutzirkulation im Gehirn aus irgendwelchen Gründen gestört ist. Am häufigsten kommt es zu Ohnmachtsanfällen in Räumen, in denen viele Menschen beisammen sind; der Kohlensäurereichtum der Luft gibt hier das ursächliche Moment ab. Eine Indisposition, wie das der Laie zu nennen pflegt (ungenügende Nahrungsaufnahme, wenig Schlaf) kann beim Gesunden zum Entstehen solcher Zustände Veranlassung geben. Bei Rekonvaleszenten, nach Operationen, bei blutarmen Menschen usw. kommt es bisweilen zu Ohnmachten. Die Leute werden blaß, es schwinden ihnen die Sinne, unangenehme Sensationen treten auf; totale Bewußtlosigkeit wird selten beobachtet, meist ist der Puls beschleunigt, die Haut von kaltem Schweiß bedeckt. Solche Menschen bringen Sie am besten an die frische Luft. Sie sorgen dafür, daß alle beengenden Kleidungsstücke gelöst werden, daß der Kopf tief gelagert wird; durch Einatmung reizender Substanzen: Riechmittel, Ammoniak od. dgl., Frottieren der Schläfen mit Essigwasser, Darreichung von Kognak, Kaffee usw. werden Sie meist den Schwächezustand beseitigen können. Im höheren Alter sind solche Zustände meist schlimmer zu beurteilen, weil sich hinter ihnen oft organisch bedingte Zirkulationsstörungen (leichter Schlaganfall) verbergen können.

Der Hitzschlag tritt meist bei Menschen auf, welche in enger Kleidung bei drückender Luft lange marschieren müssen. Er ist als eine Wärmestauung im Körper aufzufassen. Auch hier sind wieder verschiedene Faktoren (große körperliche Anstrengungen, schlechte Ernährung, Alkoholmißbrauch, ungewohnte Strapazen usw.) für Auslösung dieses Zustandes maßgeblich. Die Leute werden schlapp, zeigen meist ein echauffiertes Gesicht, der Puls wird schlecht, es besteht Fieber, das bisweilen sehr hohe Grade zeigt — bis 42°. Das Bewußtsein trübt sich; in solchem Zustande tritt der Tod ein.

Das wichtigste ist, daß auch hier alle den Körper irgendwie beengenden Kleidungsstücke beseitigt werden, ferner gute Luft, Waschungen mit kaltem Wasser oder Auflegen von Kompressen auf Kopf und Brust sind sehr empfehlenswert, auch ist es angezeigt, den Menschen reichlich Flüssigkeit per os und event. auch per rectum zu verabfolgen. Bei Bewußtlosigkeit, Aufhören der Atmung muß künstliche Atmung eingeleitet werden. Im übrigen entspricht die Behandlung den bei der Ohnmacht skizzierten Maßnahmen.

In das hier gestreifte Gebiet der ersten Hilfe bei Unglücksfällen gehören auch die Vergiftungen. Ich habe bereits erwähnt, daß sehr viele unserer Arzneimittel Gifte sind. Wir unterscheiden Vergiftungen mit Säuren und solche mit Laugen. Ferner sind zu nennen die wichtigen, aus der Gruppe der Alkaloide (Morphium, Opium, Atropin usw.) stammenden Gifte und die zur Desinfektion benutzten Lösungen, namentlich Sublimat und Lysol, durch welche heutzutage noch immer die häufigsten Vergiftungen verursacht werden. Wenn ein Mensch in selbstmörderischer Absicht oder aber durch eine zu große Dose eines gereichten Medikamentes eine Vergiftung erlitten hat, wird man stets darauf zu achten haben, möglichst bald das Gift aus dem Körper zu entfernen, einmal durch Auslösung des Brechaktes, das andere Mal durch ausgiebige Stuhlentleerungen. Wenn Sie einen Menschen schnell zum Brechen bringen wollen, kitzeln Sie ihn entweder mit dem Finger oder einer Feder im Halse, oder aber Sie geben ihm Seifenwasser zu trinken. Als Abführmittel eignet sich besonders das Rizinusöl, welches eigentlich nur bei Verdacht auf eine Phosphorvergiftung nicht gegeben werden darf, weil sich Phosphor in Öl (Milch) löst. Säurevergiftungen werden durch Darreichung von Alkalien (Natron, Soda, Kreide), Laugenvergiftungen mit Säuren (verdünnte Essigsäure, Fruchtsäfte usw.) am zweckmäßigsten bekämpft. Endlich findet hier die Magenspülung mit Hilfe des Magenschlauches mit Wasser, Milch usw. vielfach Anwendung, sie zeitigt, wenn der Vergiftete frisch in ärztliche Behandlung kommt, die besten Resultate. Außerdem wird in geeigneten Fällen die Darreichung eines Gegengiftes vom Arzte verordnet werden.

Dreizehnte Vorlesung.

Die Lehre von der Infektion. — Einteilung der Bakterien. — Die für den Verlauf einer Infektion maßgeblichen Faktoren. — Eintrittspforten der Krankheitserreger. — Verlauf einer Infektion im allgemeinen. — Die Schutzmittel des Körpers im Kampfe mit Krankheitserregern.

Im folgenden habe ich in kurzen Umrissen ein äußerst wichtiges Thema, das ich bereits öfters im Vorhergehenden, namentlich bei Darlegung der Antisepsis und Asepsis gestreift habe, die Lehre von der Infektion, zu behandeln.

Seit etwa drei Jahrzehnten sind unsere Kenntnisse über diesen Gegenstand besonders durch die bahnbrechenden Arbeiten Robert Kochs und seiner Schüler erweitert und vertieft worden. Mit dem Jahre 1882, in dem Koch den Erreger der Lungen-

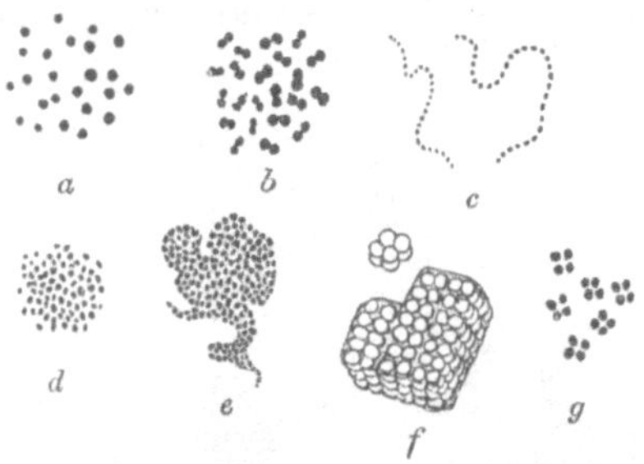

Abb. 18. Wachstumsformen der Kokken; *a* einzelne kleinere und größere Kokken; *b* Doppelkokken, *c* Kettenkokken (Streptokokken), *d* Haufenkokken, *e* Traubenkokken (Staphylokokken), *f* Paketkokken, *g* Tafelkokken (nach Tillmanns).

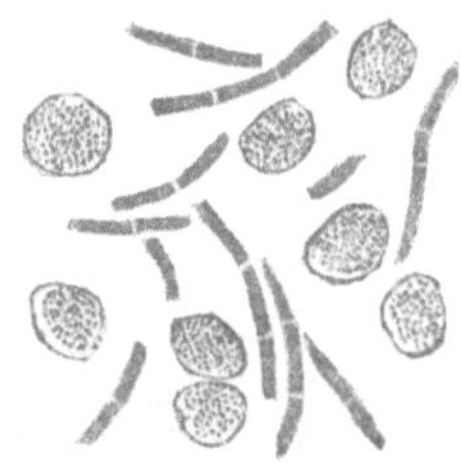

Abb. 19. Milzbrandbazillen. Vergr. 700 (nach Tillmanns).

schwindsucht, den Tuberkelbazillus, entdeckte, begann eine neue Ära für die medizinische Wissenschaft, insbesondere für die Bakteriologie, ein Forschungsgebiet, dem wir vielfache praktisch-bedeutungsvolle Ergebnisse verdanken.

Nach ihrer Gestalt teilen wir die belebten Krankheitserreger, allgemein Bakterien genannt, ein:

1. in kugelförmige (Kokken); hierzu gehören die Eitererreger (Abb. 18);

2. in stäbchenförmige (Bazillen); ich führe hier als Beispiel den Milzbrandbazillus, Tuberkelbazillus, Diphtherie-

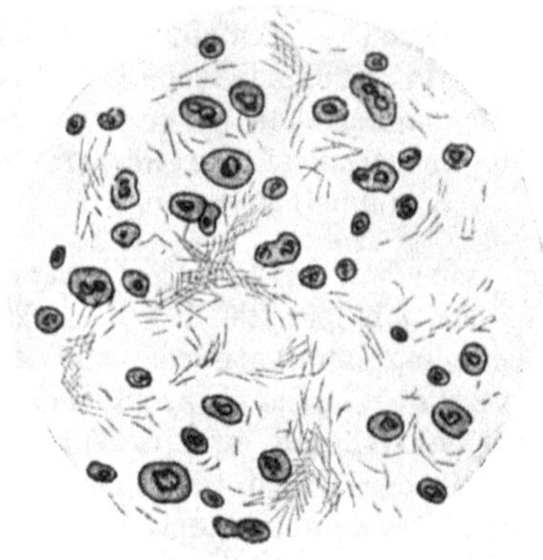

Abb. 20. Tuberkelbazillen zwischen Zellen des Auswurfs. Vergr. 700 (nach Tillmanns).

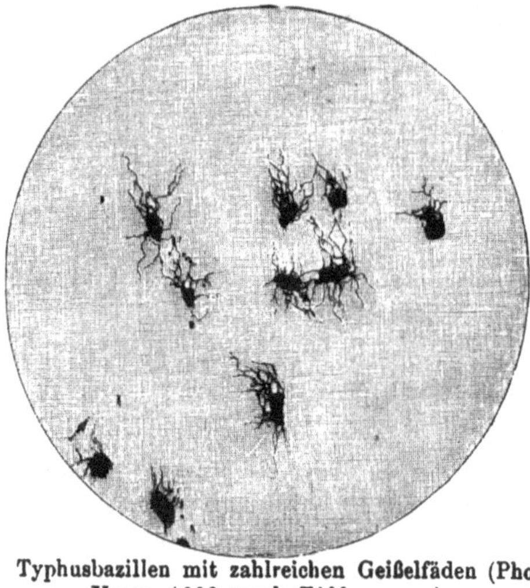

Abb. 21. Typhusbazillen mit zahlreichen Geißelfäden (Photogramm). Vergr. 1000 (nach Tillmanns.)

bazillus an; als Abart nenne ich den Typhusbazillus, der durch Fortsätze seines Zellleibes (Geißeln), sowie durch lebhafte Eigenbewegung ausgezeichnet ist (Abb. 19, 20, 21);

3. in schraubenförmige (Spirillen); als Vertreter dieser Gattung seien der Cholerabazillus, wegen seiner Gestalt auch Kommabazillus genannt, und der Erreger der Syphilis erwähnt (Abb. 22 u. 23);
4. Blutparasiten; hierher gehört der Erreger der Malaria.

Während die bisher aufgeführten Keime nur mit Hilfe des Mikroskops für unseren Gesichtssinn wahrnehmbar sind und einzellige Wesen darstellen, die ihren Lebensäußerungen zufolge zwischen dem Tier- und Pflanzenreich stehen, wären

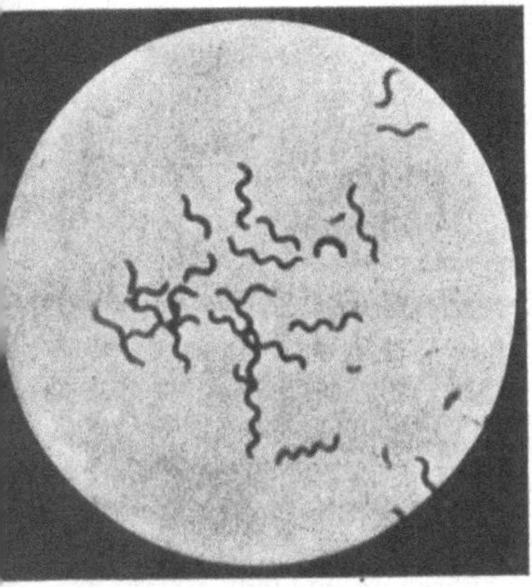

Abb. 22. Mittelgroße Spirillen; Reinkultur (nach Zettnow).

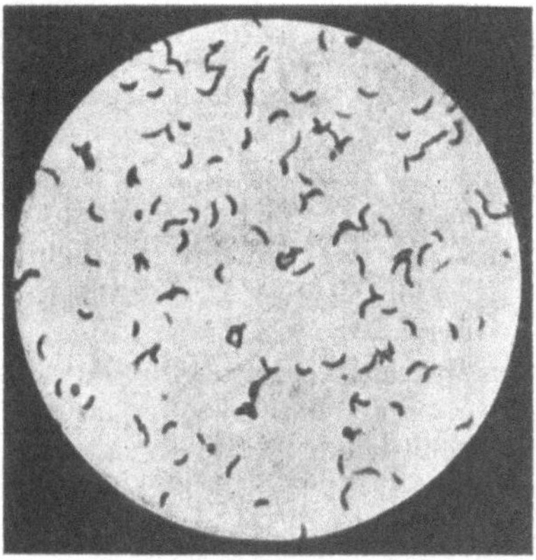

Abb. 23. Cholera-(Comma)-Bazillen; Reinkultur (nach Zettnow).

5. diesen Gruppen anzugliedern, die mit bloßem Auge sichtbaren höher organisierten tierischen Parasiten (Bandwurm, Spulwurm, Trichine, Krätzmilbe, Laus).

Im belebten und unbelebten All spielt die Bakterienflora eine große Rolle, ich nenne nur die Bakterien, die das Laub der Bäume zum Humus umwandeln, ferner die vom Landwirt zur Verbesserung seines Ackerbodens angepflanzte Lupine, an deren Wurzelknöllchen sich Bakterien ansiedeln, welche eine Stickstoffanreicherung des Bodens und damit einen besseren Ertrag desselben zur Folge haben. Endlich sei der Bedeutung der Bakterien im menschlichen Körper gedacht, z. B. bei Aufschließung der Zellulose im Darmkanal. Wie jede lebende Zelle über die Fähigkeit verfügt, Nährstoffe aufzunehmen, verbrauchte

Stoffe (Schlacken) wieder auszuscheiden, zu wachsen und sich fortzupflanzen, so weisen auch die Bakterien als einzellige Organismen analoge Verhältnisse auf. Ihr Studium hat uns nicht nur einen tiefen Einblick in den Bau und die physiologischen Leistungen der Lebewesen (Züchtung der Krankheitserreger auf geeigneten Nährböden) verschafft, sondern auch vielgestaltige interessante Beziehungen aufgedeckt, die zwischen den Infektionserregern und dem menschlichen Körper bestehen (Untersuchung der Bakterienflora im menschlichen Blute im Verlaufe von Infektionskrankheiten).

In dem Einteilungsprinzip der Bakterien, von denen ich Ihnen einige Vertreter genannt habe, war die Gestalt der Keime zugrunde gelegt. Für praktische Zwecke empfiehlt sich eine Gruppierung der Mikroorganismen in gutartige und bösartige. Unter letzteren verstehen wir solche, die durch ihre Anwesenheit oder durch giftig wirkende Produkte ihres Stoffwechsels dem menschlichen Körper verderblich werden. Unter Infektion verstehen wir den Zustand, in welchem sich der Körper befindet, wenn er im Kampfe mit eingewanderten Bakterien liegt. Ob der infizierte Mensch siegreich aus dem Kampfe hervorgeht oder ob er unterliegt, ist von sehr verschiedenen Faktoren abhängig.

1. ist hier die Anlage, auch Disposition genannt, in ihrer großen Bedeutung zu würdigen. Alles, was seelisch und körperlich von den Vorfahren auf die Nachkommen vererbt ist, kann unter gewissen Umständen wichtig für die Beurteilung des Ausganges einer Erkrankung, speziell einer Infektionskrankheit, sein. Hier muß besonders der Disposition bei der Lungenschwindsucht gedacht werden. Der zarte Teint, das lebhafte, glänzende Auge, die meist schön gebauten Zähne, der lange Hals, der schmale Brustkorb, die lang aufgeschossene Gestalt: alles dies sind Zeichen dafür, daß in einem solchen Körper die Anlage zu einer tuberkulösen Erkrankung liegt.

2. ist der Gesamtzustand des Körpers vor der Infektion sehr wichtig für den Ausgang derselben. Wenn ein Organismus durch unhygienische Maßnahmen, unzulängliche Wohnräume, ungenügende und unzweckmäßige Ernährung, durch schlechte Gewohnheiten (chronischen Alkoholismus, Nikotinmißbrauch, chronische Morphiumvergiftung) geschädigt ist, wird er einen schwereren Kampf gegen die Infektion zu führen haben, als wenn er unter gesunden Verhältnissen aufgewachsen ist.

3. spielen Alter, Geschlecht und Beruf eine gewichtige Rolle. Namentlich ist das zarte Kindesalter — denken Sie an die sogenannten Kinderkrankheiten —, dann aber auch das höhere Alter besonders gefährdet im Kampfe mit Krankheitserregern.

Im Speziellen hängt der Verlauf einer Infektionskrankheit ab:

1. von der Art der Bakterien,
2. von ihrer Giftigkeit (giftige Stoffwechselprodukte),
3. von der Zahl der in den Körper eingedrungenen Keime; jedoch entspricht die Schwere einer Infektion keineswegs immer einer Überschwemmung des Blutes mit Bakterien. Es gibt Infektionen, bei denen nur vereinzelte Keime im Blutstrom zu kreisen brauchen, und doch ist der Krankheitsverlauf ein unbedingt tötlicher (seltene Form von Herzklappenentzündung), auf der anderen Seite kann ein Organismus, in dessen Blute unzählige Krankheitserreger zirkulieren, von der Krankheit genesen (Lungenentzündung).
4. ist die Eintrittspforte, durch welche Bakterien in den Körper eindringen, sehr maßgeblich für die Art und den Verlauf einer Infektion.

Vorwiegend kommen hier vier Wege in Betracht:

I. Die Haut.

Als besonders wichtige durch Eindringen von Keimen in dieses Organ bedingte Krankheiten führe ich an:

Die echten Pocken oder Blattern, die Wundrose, den Wundstarrkrampf, den Flecktyphus, ferner die Tollwuterkrankung des Menschen, die durch den Biß eines tollwütigen Tieres (Hund, Katze) hervorgerufen wird, endlich gehören hierher Scharlach und Masern, Krankheiten, deren bisher unbekannte Erreger durch die Haut und Schleimhäute (Halsorgane) den Körper infizieren.

II. Der Atmungsapparat.

1. ist der Infektionen zu gedenken, die durch die Nase in unseren Körper eindringen z. B. der epidemischen Genickstarre.
2. der Halsorgane, die eine hervorragende Rolle spielen. Ich habe bereits früher darauf hingewiesen, daß als Wächter des Atmungsapparates die Nase sowie die Gaumen-

und Rachenmandeln den ersten Schutzwall, den der Körper gegen eine Infektion aufwirft, darstellen. Die Mandeln fangen Krankheitserreger, die durch Einatmung oder durch Anhusten in die oberen Luftwege gelangt sind, ab und machen sie unschädlich. Hier sind die Halsentzündungen, der Mandelabszeß, die Diphtherie, zu nennen. Namentlich durch Untersuchungen der letzten Jahre wissen wir aber, daß die Gaumenmandeln bei den verschiedensten Infektionskrankheiten als Eintrittspforte für Krankheitserreger eine Rolle spielen, z. B. beim Gelenkrheumatismus (unter Fieber und Schmerzen einhergehende Gelenkschwellungen), bei der Nieren- und Blinddarmentzündung.

3. kommen hier die Infektionskrankheiten der tieferen Luftwege, die Lungenentzündung, der Keuchhusten, von chronischen Infektionen die Lungentuberkulose in Betracht.

III. Der Magendarmkanal.

Die wichtigsten hier zu nennenden Krankheiten sind Cholera, Typhus und Ruhr.

Durch die drei bisher genannten Eintrittspforten gelangen die Milzbrandbazillen (infizierte Tierfelle!) in den menschlichen Körper hinein: Haut-, Lungen-, Darmmilzbrand.

Hier gliedern sich an:

IV. Infektionskrankheiten,

bei denen die Eintrittspforte der krankmachenden Keime unbekannt ist.

Ehe ich kurz auf die allgemeine Klinik der Infektionskrankheiten, soweit Sie als Krankenschwestern über diese Dinge orientiert sein müssen, eingehe, möchte ich Ihnen klarzumachen versuchen, wie im allgemeinen eine Infektion verläuft. Stellen Sie sich vor, Krankheitserreger — nehmen wir an, es handele sich um gewöhnliche Eitererreger, wie sie allenthalben auf unserer Hautoberfläche vorhanden sind —, haben sich beispielsweise am Nagelgliede des Zeigefingers angesiedelt (Abb. 24). Sehr bald wird der betreffende Mensch einen Schmerz an dieser Stelle wahrnehmen, die Haut rötet sich, das Gewebe schwillt an und zeigt eine erhöhte Temperatur im Vergleich mit benachbarten nicht entzündeten Hautstellen. Der Organismus sucht zunächst dadurch mit den Entzündungserregern fertig zu werden, daß er die weißen Blutzellen mobil macht. Die weißen Blutkörperchen haben die Fähigkeit der Eigenbewegung, sie vermögen ihren Zellleib amöbenartig vorzustrecken und zurückzuziehen und Krankheitserreger in sich aufzunehmen (man nennt die weißen Blutzellen deshalb auch Freßzellen). Sie werden durch chemische Reizwirkung von den Krankheitserregern angelockt. Infolge ihrer Bewegungsfähigkeit können sie durch die Innenhaut der Blutgefäße, an denjenigen Stellen, wo die einzelnen, die Gefäße auskleidenden Zellbeläge aneinanderstoßen, aus dem Gefäßschlauch nach dem Orte der Entzündung hin auswandern. (Abb. 25). Also die weißen Blutkörperchen sind gewissermaßen die ersten Pioniere, die der kranke Körper dem Feind — den Krankheitserregern — entgegenschickt. Die Keime werden auf dem Wege der Lymphgefäße weitertransportiert, es kommt zu einer Lymphgefäßentzündung. Klinisch nimmt der Arzt dieselbe wahr durch Beobachtung feiner roter Streifen, die sich von der infizierten Stelle aus — in unserem Falle Nagelglied — nach dem Vorderarm, der Ellenbeuge, dem Oberarm bis zu den Lymphdrüsen der Achselhöhle fortsetzen.

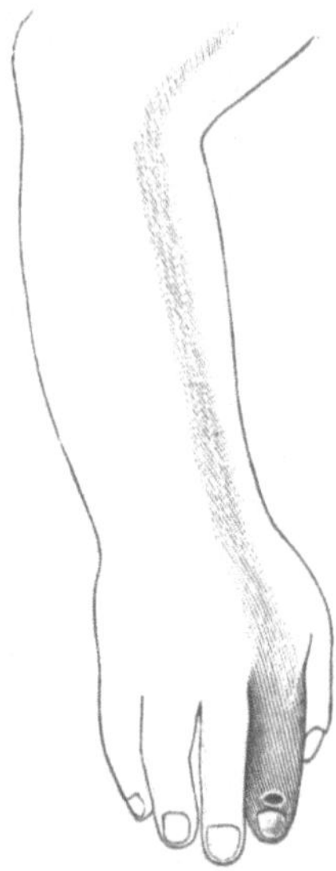

Abb. 24. Entzündung des rechten Zeigefingers mit Lymphgefäßentzündung des Vorder- und Oberarms. (Nach Tillmanns.)

Das zweite Schutzmittel, das dem Körper gegen die Infektion zur Verfügung steht, stellen die Lymphdrüsen dar, welche wie ein Filter die Keime abfangen. Eine Lymphdrüsenentzündung äußert sich in Schwellung und bisweilen großer Schmerzhaftigkeit der Drüse.

Bleiben die Eitererreger vornehmlich auf einen Punkt konzentriert, so spricht man von einem Absceß; geht aber der Eiter auf dem Lymphwege in tiefere Schichten des Gewebes, so bezeichnet man den Zustand als Phlegmone. Tritt der Eiter direkt in die Blutbahn — Sie wissen aus Früherem, daß jede Zelle nicht nur von Lymphgefäßen, sondern auch von Haargefäßen umsponnen ist —, so handelt es sich um eine Blutvergiftung (Sepsis).

Als drittes Mittel im Kampf gegen Bakterien sind diejenigen Schutzstoffe zu nennen, welche in der Blutflüssigkeit (Blutserum) vorhanden sind bzw. gebildet werden.

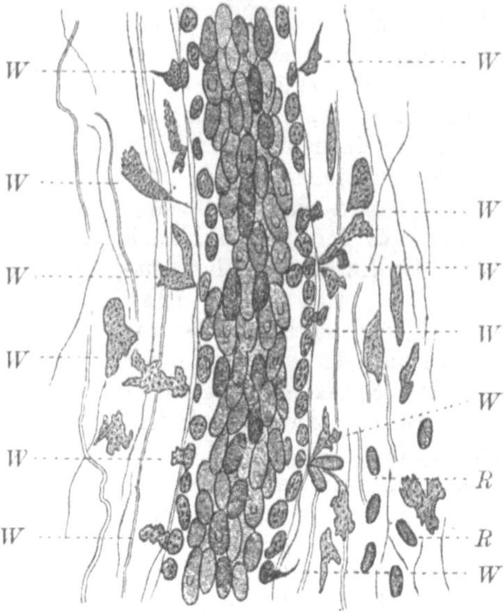

Abb. 25. Blutgefäß des Frosches.
W weiße Blutkörperchen, zum Teil aus der Gefäßwand ausgetreten, zum Teil in den verschiedenen Stadien des Durchtritts. Bei *R* einige in das Gewebe ausgetretene rote Blutkörperchen. Vergr. 300.
(Nach Thoma und Tillmanns.)

Vierzehnte Vorlesung.

Klinische Erscheinungen und allgemeine Pflege bei Infektionskrankheiten. — Verhütung übertragbarer Krankheiten. — Die Pocken.

In der heutigen Vorlesung sind kurz die klinischen Erscheinungen, die bei den meisten Infektionskrankheiten vorkommen, zu besprechen.

Wenn auch zeitlich öfters das Eindringen von Keimen in den Körper mit dem Auftreten von krankhaften Erscheinungen zusammenfällt, hat man doch die Aufnahme von Bakterien (Invasion) von der sogenannten Infektion, dem Stadium der bereits ausgebrochenen Erkrankung, zu trennen. Die Zeit, die zwischen dem Fußfassen der Keime im Organismus und dem Offenbarwerden der Krankheit verstreicht, nennt man Inkubationszeit. Bei verschiedenen Infektionskrankheiten ist dieselbe sehr verschieden. Im Durchschnitt beträgt sie 1—8 Tage, die längste Inkubationszeit (3 Monate und länger) wird bei der Tollwut des Menschen beobachtet.

Wir unterscheiden vereinzelt (sporadisch) und gehäuft in ganzen Ortschaften und Bezirken (epidemisch) auftretende Krankheitsfälle. Man spricht im allgemeinen von einem Vorstadium der Infektion (im engeren Inkubation) und versteht darunter den Zeitabschnitt, in welchem Vorboten einer Krankheit, unbestimmte Beschwerden wie allgemeine Mattigkeit und Leistungsunfähigkeit, Kopfschmerzen, Gliederschmerzen, Appetitlosigkeit und dgl. das körperliche Unbehagen ausmachen. Zu dieser Zeit kann der Arzt meist noch keine sichere Diagnose stellen. Auf das Vorstadium folgt der eigentliche Beginn der Erkrankung, der oft plötzlich (akute Infektion) oder schleichend (chronische Infektion) einsetzt. Die folgende Periode bezeichnet man als Höhe der Erkrankung. An diese sehr verschieden lange dauernde Periode schließt sich das Abklingen der Erscheinungen, der Abstieg der Infektion. Bisweilen werden auch Rückfälle (Rezidive) beobachtet: der Patient fühlte sich subjektiv wieder wohl, die Temperatur war zur Norm zurückgekehrt, da flackert noch einmal die ursprüngliche jetzt meist leichter und schneller verlaufende Infektion auf.

Ein äußerst wichtiges Symptom, dem wir bei allen infektiösen Krankheiten begegnen, ist die erhöhte Körpertemperatur bzw. das Auftreten von Fieber. Der Anstieg der Temperatur kann rasch unter dem Bilde des Fröstelns oder eines Schüttelfrostes den Menschen überfallen oder aber es treten geringe, dem Kranken kaum zur Wahrnehmung kommende Fieberbewegungen auf. Die Beobachtung des Schüttelfrostes ist meist ein Zeichen dafür, daß Keime in die Blutbahn eingebrochen sind. Besonders hohe Temperaturen können vorkommen, beispielsweise bei der Lungenentzündung, der Wundrose, dem Gelenkrheumatismus, ferner in gewissen Stadien des Unterleibstyphus. Meist handelt es sich um einen allmählichen lytischen Abfall des Fiebers; einige Krankheiten sind durch einen plötzlichen kritischen Abfall der Temperatur ausgezeichnet. Oft ist mit dem Abfallen des Fiebers ein Schweißausbruch verbunden, der meist als günstig für den Ausgang der Krankheit anzusehen ist. Vom warmen ist streng der kalte Schweiß zu trennen, wie er bei Schwächezuständen, ferner auch im Todeskampfe auftritt. Bei der Lungenschwindsucht kommen häufig zur Beobachtung Nachtschweiße.

Ein fiebernder Mensch gehört ins Bett. Bei alten Leuten, welche fiebern, sieht man jedoch bisweilen von strenger Bettruhe ab, um einer Lungenentzündung, die besonders im Alter häufig und gefährlich ist, vorzubeugen.

Hand in Hand mit dem Fieber geht die Beschleunigung der Herztätigkeit und der Atmung. Durch die hohen Temperaturen ist häufig eine große Alteration des Nervensystems bedingt. Die Kranken sind entweder teilnahmlos und benommen, oder sie zeigen große Unruhe, sind kaum im Bett zu halten, Phantasien und Wahnideen beherrschen ihre Psyche. Plötzlich oder allmählich tritt im allgemeinen die Genesung oder aber der Tod ein. Meist ist seine Ursache auf Versagen des Herzens (Herzschwäche) zurückzuführen.

Sehr berüchtigt sind die Nachkrankheiten, die im Gefolge von durchgemachten Infektionen noch lange Zeit Leben und Gesundheit der Kranken gefährden können. Hier ist der so oft nach Infektionskrankheiten auftretenden Nierenentzündung oder aber einer Erkrankung des Herzens (Herzmuskel-, Herzklappenentzündung) zu gedenken.

Die Pflege von Infektionskranken ist äußerst schwierig für das diensttuende Personal. Es gibt wohl kaum bei anderen Krankheiten eine Pflege, bei welcher eine solch große Verantwortung auf den Schultern der Schwester ruht, wie gerade hier; ich erinnere nur an die Diphtherie, wo die Pflegerin genau wissen muß, jetzt stellen sich die bedenklichen Einziehungen bei dem der Erstickung nahen Kinde ein, hier versagt das Herz bei einem Patienten, der vor Wochen eine diphtherische Erkrankung seiner Halsorgane durchgemacht hat, und dort wird plötzlich das Gesicht eines Typhuskranken blaß, seine Züge sind verfallen, der kalte Schweiß tritt ihm auf die Stirn, der Puls wird klein, der Patient klagt über gewaltige Schmerzen im Leibe: eine Darmblutung oder der Durchbruch eines typhösen Geschwürs in die Bauchhöhle hat diesen hochbedrohlichen Zustand hervorgerufen. Ich habe hier nur Situationen ausgemalt, in denen eine Schwester sich voll und ganz der großen Verantwortung, die auf ihr ruht, bewußt wird. Das Wesentliche bei der Pflege so Schwerkranker beruht für die Schwester darin, daß sie weiß, wann sie den Arzt holen muß, der oft auch in solchen schlimmen Zuständen durch innere oder chirurgische Eingriffe ein Menschenleben retten kann.

Daß eine gute Körper-, insbesondere Haut- und Mundpflege bei fiebernden Menschen am Platze ist, versteht sich von selbst. Die Verdauung, die vom Arzt vorgeschriebene Ernährung, die besonders bei der Behandlung des Typhus, der Cholera und der Ruhr auf das Genaueste berücksichtigt werden muß, sind aufs Gewissenhafteste von der Krankenschwester zu überwachen. Daß eine sorgfältige, den Puls und die Temperatur verzeichnende Kurve angelegt werden muß, ist auf Grund meiner früheren Auslassungen selbstverständlich.

Ebenso wichtig wie die Pflege der Erkrankten ist die Verhütung weiterer Infektionen. Das Kapitel der Verhütung einer Epidemie (Prophylaxe) ist hochwichtig und im Stadt- und Staatsleben (Schul-, Militärwesen usw.) von grundlegender Bedeutung.

Wir isolieren im Privat- oder im Krankenhause unsere Infektionskranken. Jede größere Klinik verfügt über Stationen, auf denen nur solche Kranke Aufnahme finden. Es ist nötig, daß diese Pavillons von dem Hauptgebäude entfernt liegen, daß für die Kranken tunlichst besonders gekocht wird, die Schlafräume des Personals von den anderen getrennt sind. Die Schwestern dürfen nur nach gründlicher Desinfektion, nach Anlegung frischer Wäsche ihre Abteilung verlassen. Durch häufiges Baden haben sie selbst für eigne peinlichste Körperpflege Sorge zu tragen. Bei der eigentlichen Pflege in dem Krankenzimmer müssen sie stets in diesem Raum zu belassende weiße Mäntel anlegen, nach Handreichungen ist eine Händedesinfektion (Waschung mit Sublimatlösung) erforderlich. In der Krankenstube darf das Personal keine Nahrung zu sich nehmen. Die Kranken dürfen keinen Besuch von außen erhalten, nur das diensttuende Personal, event. der Geistliche oder Jurist (Testament) hat Zutritt zu dem Infektionskranken.

Den Patienten ist strengstens einzuschärfen, daß sie mit allen ihren Ausscheidungen vorsichtig umgehen, um das pflegende Personal vor einer Ansteckung zu bewahren.

Hier sei darauf hingewiesen, daß es gesunde Menschen gibt, oder solche, die sich, kaum krank fühlend, ruhig in ihrem Beruf weiter betätigen und doch Krankheitserreger beherbergen, ich meine die sogenannten Bazillenträger, Menschen, die beispielsweise Diphtheriebazillen im Nasenrachenraum bergen, Cholera-, Typhus- oder Ruhrbazillen in ihren Ausscheidungen — Stuhlgang und Urin — entleeren und somit zur Quelle einer Epidemie, ohne es selbst zu wissen, werden können. Die Erkennung solcher Fälle ist besonders wichtig in allgemein-hygienischer Hinsicht.

Sie werden wissen, daß eine gesetzliche Meldepflicht übertragbarer Krankheiten angeordnet ist. Auch schon beim Verdacht auf einige Erkrankungen, z. B. Cholera oder Pocken, muß die polizeiliche Meldung des Falles erfolgen, um dem Ausbruch einer Epidemie vorzubeugen. Die wichtigsten anzeigepflichtigen Krankheiten finden Sie in den folgenden Vorlesungen behandelt.

Auch bei Todesfällen gewisser Infektionskranker ist die Anzeigepflicht gesetzlich bestimmt.

Ich beginne nun mit der Darstellung der wichtigsten Infektionskrankheiten in der Anordnung, wie ich sie in der vorhergehenden Vorlesung aufgeführt habe. Zunächst habe ich Ihnen über die Pockenerkrankung sowie über die Kuhpockenimpfung das Wissenswerte vorzutragen.

Schon in den ältesten Zeiten wurden die vor allem zu Kriegszeiten epidemisch auftretenden Pocken beobachtet. Tausende fielen ihnen zum Opfer; neben der Pest (Übertragung auf den Menschen durch pestkranke Ratten) rechnet die Pockenerkrankung seit Menschengedenken zu den schlimmsten Volksseuchen. Das klinische Bild der echten Pocken (Variola vera) skizziere ich kurz folgendermaßen:

Die Übertragung der Pocken — erst seit der jüngsten Zeit kennen wir den Pockenerreger — geschieht durch den Verkehr mit Pockenkranken oder aber auch durch Gegenstände jeglicher Art, die mit solchen Kranken in Berührung gekommen sind. Meist wird die Krankheit eröffnet mit einem Schüttelfrost und allgemeinen Krankheitserscheinungen wie Kopfschmerzen und Gliederschmerzen; oft tritt Erbrechen auf, und ein Hautausschlag wird sichtbar, der vorwiegend an Oberschenkeln und Bauchgegend beginnt. Etwa am 4. Tage der Erkrankung wird der für die Pocken typische Ausschlag beobachtet. Es bilden sich meist zuerst im Gesicht, dann aber regellos an den verschiedensten Hautstellen rote Knötchen, die sich allmählich zu Bläschen umwandeln, in denen eine gelbliche klare, später eitrige Flüssigkeit enthalten ist. Auch die Schleimhäute, namentlich des Atmungsapparates, werden bisweilen von solchen Pusteln bedeckt, keineswegs eine gleichgültige Erscheinung, weil solche Veränderungen bedenkliche Atemnot zur Folge haben können. Das Fieber steigt in dieser Zeit meist beträchtlich an, Delirien, Phantasien werden dabei häufig beobachtet. Nach Überstehen dieser echten Pockenerkrankung — ein großer Prozentsatz geht an ihr zugrunde — weist die Haut tiefe entstellende Narben auf. Sie werden öfters solche Menschen gesehen haben; meist dürften sie aus Ländern (z. B. Österreich oder Rußland) stammen, in denen die Pockenimpfung nicht gesetzlich eingeführt ist.

Schon im Jahre 1796 fiel es dem englischen Wundarzt Jenner auf, daß eine Magd, welche eine Kuh melkte — die Kuh hatte am Euter einen Pockenausschlag, wie er bei Kühen gar nicht so selten vorkommt —, im Verlauf einer schweren Pockenepidemie, die an dem Ort herrschte, von der Infektion verschont blieb. Die betreffende Person hatte in ihren Körper durch die Berührung der Kuhpocke einen Stoff aufgenommen, der sie widerstandsfähig im Kampfe gegen die Pockenerkrankung machte.

Vom 8. April 1874 datiert das Impfgesetz für das Deutsche Reich, wonach jeder Säugling innerhalb des ersten Jahres geimpft werden muß. Die zweite Impfung hat dann im 12. Lebensjahre zu erfolgen, bei der Einstellung in das Heer wird das männliche Geschlecht zum dritten Male geimpft. Tritt sporadisch ein Pockenfall auf, so muß sich das gesamte Personal (Schwestern, Ärzte, ferner diejenigen, die in irgendwelche Berührung mit dem Pockenkranken gekommen sind) einer Schutzimpfung unterziehen. Durch Einverleibung des Pockengiftes wird eine Unempfänglichkeit für die echte Pockenerkrankung geschaffen, und zwar dauert der Impfschutz etwa 10 Jahre, d. h. mit größter Wahrscheinlichkeit erkrankt während dieser Zeit der Betreffende nicht an den echten Pocken. Daß trotz Impfung eine leichte Pockenerkrankung (Variolois) möglich ist, wurde selten beobachtet.

Bei der Pflege Pockenkranker ist die allergrößte Sauberkeit geboten, d. h. alles, was mit einem Pockenkranken in Berührung kommt, die Wäsche, das Eßgeschirr, alle Gegenstände des Zimmers, sind als infektiös anzusprechen. Die Umgebung des Kranken kann die Ansteckungskeime auf andere übertragen. Wer einen Pockenkranken pflegt, darf lange Zeit die Isolierbaracke nicht verlassen, weil sonst leicht eine Epidemie zum Ausbruch kommen kann.

Fünfzehnte Vorlesung.

Die Kuhpockenimpfung. — Wundrose. — Wundstarrkrampf. — Flecktyphus. — Masern. — Scharlach.

Über die Herstellung der Lymphe und den eigentlichen Akt der Impfung möchte ich Ihnen folgendes mitteilen: Während früher von Mensch zu Mensch geimpft wurde (humanisierte Lymphe), ist man schon seit langem völlig von dieser Art der Impfung abgekommen. Die Gefahr der Übertragung von Infektionskrankheiten (besonders Geschlechtskrankheiten) ist zu groß. Wir gehen heutzutage derart vor, daß wir den Kuhpockeninhalt als Impfmaterial für den Menschen verwenden. Ein Säugling, der zunächst auf seinen Gesundheitszustand untersucht ist — sein Alter soll nach gesetzlicher Bestimmung höher als 6 Monate sein —, wird geimpft. Der Inhalt der Impfpustel des Säuglings wird auf das Kalb übertragen. Zu diesem Zweck wird ein tierärztlich als gesund befundenes Kalb mit dem Pockeninhalt des Kindes geimpft. Man führt dies zweckmäßig an der gut desinfizierten Bauchhaut des Kalbes aus; es werden 3—4 Reihen sogenannter Impfstriche mit einer stumpfen Impflanzette ausgeführt und in diese Striche wird der Inhalt der Kinderlymphe eingerieben. Nach 4—5 Tagen schießen in den Impfstrichen zahlreiche Pocken auf. Wenn dieselben eine bestimmte Größe erreicht haben, wird mit Hilfe einer sterilen Kapillare der Inhalt der Pusteln aufgezogen. Zur Konservierung dieser Kuhpockenlymphe bedient man sich eines geringen Glyzerinzusatzes. Die Lymphe wird nun im Eisschrank aufbewahrt und ist gebrauchsfertig für die Verimpfung.

Der Akt der Impfung des Menschen wird so vorgenommen, daß mit der Impflanzette drei bis vier die Oberhaut ritzende Einschnitte gemacht werden, in welche die Lymphe eingerieben wird. Man wählt meist diejenige Stelle in der Schultergegend, wo der Deltamuskel am Knochen ansetzt. Man spricht von einer positiven Impfung, wenn am 6. bis 8. Tage nach der Impfung (Nachschautermin) Bläschen an den Impfstellen zu beobachten sind. Ist die Impfung erfolglos, so muß nach einem Jahre (bei der ersten und zweiten Impfung) eine Wiederholung stattfinden. Ausgeschlossen von der Impfung sind kranke Kinder, namentlich solche, welche an Hautausschlägen leiden. Die Impfung wird dann verschoben, bis die Kinder wieder gesund sind. Ist aber irgendwo eine Epidemie ausgebrochen, so werden auch die Kinder trotz einer anderweitigen Erkrankung, an der sie zurzeit leiden, geimpft.

Die Pflege Geimpfter besteht im wesentlichen darin, daß reines Leinenzeug auf die Impfstellen zu liegen kommt; im übrigen bei starkem Juckreiz, der häufig in den ersten Tagen nach der Impfung auftritt, empfiehlt sich das Einpudern der Impfstellen; feuchte Umschläge werden sich meist erübrigen.

Wer die Statistik der Pockenerkrankungen in Ländern, wo die Impfung gesetzlich eingeführt ist, und in solchen, wo sie noch nicht besteht, vergleicht, wird von der segensvollen Wirkung der Kuhpockenimpfung überzeugt werden. Das Lager der Impfgegner ist in letzter Zeit bei uns auch kleiner geworden.

Anhangsweise seien hier noch die sogenannten Windpocken (Varizellen) erwähnt, eine harmlose Erkrankung des Kindesalters, die gar nichts mit den echten Pocken zu tun hat.

Eine zweite wichtige, relativ häufig zur Beobachtung kommende Infektionskrankheit ist die Wundrose (Erysipel). Klinisch äußert sich dieselbe in einer Rötung der Haut an der Stelle der Eintrittspforte der Krankheitserreger. Es handelt sich um Streptokokken, einen Vertreter aus der Gruppe der kugelförmigen Bakterien (Abb. 18, *c*). Dieselben wandern an einer sichtbaren oder auch nur mikroskopisch wahrzunehmenden Hautstelle ein. Besonders bevorzugt ist die Gegend um die Nase herum, woselbst häufig durch kleine Hautabschürfungen der Eintritt der Erreger erfolgt. Aber auch andere Körpergegenden können von der Wundrose befallen sein. So sind besonders Verwundete, ferner frisch Operierte, namentlich Wöchnerinnen äußerst gefährdet, wenn sie mit einem Patienten in Berührung kommen, der an Wundrose leidet, während die Ansteckungsgefahr für Gesunde weit geringer ist. Das Krankheitsbild äußert sich in einer mehr oder weniger ausgedehnten Rötung und Schwellung, die mit Spannungsgefühl in der betreffenden Hautpartie verbunden sind. Die Rötung erstreckt sich meist zickzackförmig in die gesunde Haut hinein. Kopfschmerzen, meist ein sehr hohes Fieber mit Neigung zu schweren Erscheinungen vom Nervensystem (Delirien) stehen im Vordergrunde des Zustandes. So schlimm die Erkrankung in den ersten Tagen aussehen mag, zum Glück geht sie meist in Genesung über. Diejenigen Fälle sind besonders gefährlich, wo irgendwie andere komplizierende Krankheiten, besonders des Herzens, vorliegen.

Der Wundstarrkrampf (Tetanus) wird häufig bei Verwundungen im Kriege beobachtet. Die im Staub und in der Erde vorkommenden Tetanusbazillen rufen, in eine Wunde eingedrungen, namentlich durch das von ihnen gebildete Gift äußerst qualvolle Muskelkrämpfe (Gesichts-, Nacken-, Brustmuskulatur, Zwerchfell usw.) hervor; in etwa 80—90% erliegen die unglücklichen Kranken der Infektion.

Hier sei kurz des Flecktyphus gedacht, der bei uns äußerst selten zur Beobachtung kommt, in Hafenstädten häufiger aus dem Auslande eingeschleppt wird (Übertragung durch Kopf- und Kleiderläuse). Neben hohem Fieber mit großer Einwirkung auf das Zentralnervensystem tritt einfleckiger Ausschlag auf, deshalb der Name Flecktyphus.

An dieser Stelle ein Wort über die Pflege von Masern- und Scharlachkranken!

Beide durch das Auftreten von Hautausschlägen ausgezeichneten Infektionen faßt man auch unter dem Namen „übertragbare Kinderkrankheiten“ zusammen.

Die Masern (Morbilli) (Inkubation 10—14 Tage) sind namentlich während dieser Zeit dann in den ersten Tagen äußerst ansteckend, während Scharlach vor dem Beginne der Infektion und besonders zur Zeit der Hautschuppung leicht auf andere übertragen wird. Die Ansteckung kann durch den Speichel, den Auswurf der Patienten, ferner durch die Kleider, ja durch die infizierte Luft der Krankenstube erfolgen. Erwachsene erkranken meist unter schwereren Erscheinungen als das Kindesalter.

Neben dem Masernausschlag, der in Gestalt roter Fleckchen zunächst die Haut des Gesichts, danach oft beträchtliche Bezirke der übrigen Haut befällt, äußert sich die Krankheit namentlich in fieberhaften Entzündungserscheinungen der Augen, des Nasenrachenraumes und der tieferen Luftwege, öfters kommt es zu schweren Bronchialkatarrhen und herdförmigen Lungenentzündungen. Hat der Ausschlag seinen Höhepunkt erreicht, so beobachtet man eine kleienförmige Abschuppung der vorher entzündet gewesenen Haut.

Die Pflege Masernkranker ist einfach; ich kann hier auf früher erörterte Maßnahmen verweisen. Flüssige Diät während des Fieberstadiums, Behandlung der Augenentzündungen mit Umschlägen, der Lungenaffektion mit Prießnitz usw. macht das Wesentliche der Pflege aus. Keuchhusten und Lungenkatarrhe (Tuberkulose), seltner Mittelohrkatarrhe sind als Nachkrankheiten nach Masern zu nennen. Nach 3—4 Wochen kann ein Kind, das die Masern durchgemacht hat, wieder die Schule besuchen.

Im Vergleich zu den nicht gesetzlich meldepflichtigen Masern ist der Scharlach (Scarlatina) eine weit schlimmere Krankheit. Es gibt Fälle, wo das Gift den Kranken schon in einigen Tagen dahinrafft, zum Glück ist dies aber ein kleiner Prozentsatz. Bei den einzelnen Epidemien wird eine sehr verschiedene Schwere des Krankheitsverlaufes beobachtet. Scharlach (Inkubationszeit 3 bis 11 Tage) beginnt mit Halsschmerzen. Oft tritt als Frühsymptom Erbrechen auf. Der mit Fieberanstieg einsetzende Ausschlag breitet sich meist zuerst auf der Brust und der Haut des Halses aus, greift dann auf das Gesicht über (die Gegend um den Mund ist fast stets frei von dem Ausschlag), um endlich in großer Ausdehnung die übrige Haut zu befallen. Scharlachkranke sehen aus, als ob sie mit roter Farbe angestrichen wären. Etwa nach 8 Tagen blaßt der Hautausschlag ab, und man beobachtet eine wochenlang dauernde besonders an den Fußsohlen und Handflächen ausgesprochene lamellenförmige Schuppung der Haut.

Die Pflege bei Scharlach besteht im Einhalten strengster Bettruhe. Infolge des Fiebers wird in schweren Fällen oft das Nervensystem in Mitleidenschaft gezogen (Unruhe oder Benommenheit, schwer septischer Zustand). Eine gute Mundpflege (häufiges Auswaschen und Ausspülen des Mundes, Gurgeln) ist dringend nötig. Verschlimmern sich die Schluckbeschwerden, was bisweilen sehr plötzlich eintritt, haben Sie sofort den Arzt zu rufen. Oft schreitet nämlich die Halsentzündung, die anfangs nur an der Oberfläche der Rachenschleimhaut lokalisiert ist, in die Tiefe unter Ausschwitzung einer entzündlichen Flüssigkeit (Membranbildung). Wir sprechen dann von einer Scharlachdiphtherie. Dabei brauchen sich keine echten Diphtheriebazillen im Gewebe angesiedelt zu haben; doch gibt es auch Mischinfektionen, wobei der Kranke gleichzeitig im Kampfe mit zwei Infektionen — mit Scharlach und Diphtherie — liegt. Sie müssen sehr genau den Puls zählen und die Körpertemperatur messen. Herzschwächezustände treten oft im Verlaufe der Erkrankung, aber auch in der Rekonvaleszenz, auf und machen eine die Herzkraft hebende Behandlung notwendig. Klagt ein

Kind im Verlaufe eines Scharlachs über Ohrenschmerzen, so müssen Sie dem Arzt baldigst Meldung zukommen lassen. Bei Scharlach tritt nämlich sehr häufig eine Mittelohrentzündung auf, die oft Schwerhörigkeit, ja Taubheit zur Folge hat. Ferner ist es nötig, daß Sie alle paar Tage dem Arzt die Kochprobe im Urin zeigen. Schwere Nierenentzündungen werden oft im Gefolge von Scharlach beobachtet. Seltener treten im Anschluß an Scharlach Gelenkentzündungen (Scharlach-Rheumatismus) auf.

Bei Scharlach haben die Kinder 6 Wochen der Schule fernzubleiben; während dieser Zeit sind auch die gesunden Geschwister vom Schulbesuch zu befreien.

Sechzehnte Vorlesung.

Genickstarre. — Diphtherie. — Lungenentzündung. — Keuchhusten. — Lungentuberkulose. — Typhus. — Cholera. — Ruhr. — Über die Desinfektion.

Ich fahre fort in der Besprechung der Infektionskrankheiten, welche auf dem Luftwege den Körper befallen.

Die Genickstarre (epidemische) äußert sich in mit meist hohem Fieber einhergehenden Kopfschmerzen, Schwindel, Benommenheit und Erbrechen. Das Auftreten der Nackenstarre, welche auf entzündliche Vorgänge in den Rückenmarkshäuten zurückzuführen ist, stellt das Hauptsymptom dar, welches auch der Krankheit ihren Namen gegeben hat. Bei der Pflege solcher Kranken haben Sie besonders peinlichst die Sekrete der Nase und der Mundhöhle sowie alles, was mit diesen Ausscheidungen in Berührung gekommen sein kann, zu desinfizieren.

Die Diphtherie wird hervorgerufen durch den Diphtheriebazillus, dessen Eintritt durch die Nasen- und Rachenhöhle erfolgt. Die Inkubationszeit beträgt 2—7 Tage. Die Schwere der Erkrankung ist vornehmlich auf das vom Diphtheriebazillus gebildete Gift zurückzuführen. Die Diphtherie beginnt meist mit Schluck- und Schlingbeschwerden, die Halsorgane sind gerötet, auf den Gaumenmandeln bilden sich graue oder porzellanweiße Beläge (entzündliche Gewebsausschwitzungen, Membranen), welche sich nach der Nasenhöhle hin, aber auch in die tieferen Luftwege hinab ausdehnen können. Aus der Nase wird ein häufig etwas blutig gefärbtes Sekret entleert. Das Fieber braucht bei der Diphtherie keineswegs sehr hoch zu sein.

Die Pflege Diphtheriekranker setzt eine Reihe von Kenntnissen von Seiten des Personals voraus. Der sich im Halse abspielende Prozeß wird durch Gurgelungen behandelt. Bei kleinen Kindern wird mit Vorteil die Zerstäubung desinfizierender Lösungen (Borsäure, Salzwasser, Wasserstoffsuperoxyd) mit Hilfe des Spray-Apparates, welcher im Prinzip dem gebräuchlichen Inhalierapparate gleicht, angewendet. Bekanntlich ist es das große Verdienst von Behrings, im Diphtherieheilserum ein Mittel gefunden zu haben, welches schon viele Menschenleben, die sonst der Infektion mit dem Diphtheriebazillus erlegen wären, gerettet hat. Das Heilserum stellt das Serum von Pferden dar, denen Diphtheriegift eingespritzt wurde. Man infiziert also ein Pferd — dieses Tier ist besonders zur Gewinnung größerer Serummengen geeignet — mit Diphtheriegift. Das Pferd macht in seinem Blute Schutzmittel mobil, welche die schädliche Wirkung des Giftes zu schwächen und abzutöten imstande sind. Wenn wir also einem Menschen solches Serum einspritzen, führen wir seinem Körper Schutzstoffe zu, welche ohne Einspritzung der menschliche Organismus erst selbst hätte bilden müssen. Je nach der Schwere des Falles wird der Arzt die Dose (nach Immunitätseinheiten bestimmt) verordnen. Die Seruminjektion macht man gewöhnlich in die Oberschenkelmuskulatur hinein. Sehr bald äußert sich die günstige Wirkung darin, daß sich die membranösen Ausschwitzungen an den Mandeln abstoßen.

Besonders gefährlich ist die Diphtherie, wenn sie in die tieferen Luftwege, in den Kehlkopf hinabkriecht. Daraus folgt eine verminderte Luftzufuhr, ja die Gefahr der Erstickung kann dadurch heraufbeschworen werden. Wenn ein diphtheriekrankes Kind plötzlich heiser wird und bellend hustet —, letzteres eine Reaktion des Körpers, um ein in den Luftwegen befindliches Hindernis zu beseitigen —, ist stets Gefahr im Verzuge. Sie müssen sofort den Arzt von einem solchen Zustande benachrichtigen. Wenn dem Kranken durch die Membranen der Luftweg verlegt wird, sieht man besonders deutlich an den nicht starren Partien des Brustkorbes, also besonders in der Gegend unterhalb des Schwertfortsatzes, bei der Einatmung Einziehungen. Wenn Sie auch nur den Verdacht auf solche abnorme Atmung hegen, ist unverzüglich der Arzt zu rufen, welcher jetzt noch oft helfen kann. Versäumen Sie diesen Moment, so geht das Kind unter Erstickungsqualen zugrunde; das Gesicht wird blaß, der Blick starr, das Kind drückt meist den Kopf tief in die Kissen, um auf irgendeine Weise noch Luft in seine Atmungswege hinein zu schaffen, aber umsonst, unter großer Unruhe und Angst tritt der Tod ein. In solchen Fällen hochgradiger Atemnot führt der Arzt den Luftröhrenschnitt (Tracheotomie) aus. Die Luftröhre wird eröffnet und meist eine Doppelkanüle eingeführt, durch welche das Kind nun atmen kann. Wenn Sie bei einer Tracheotomie assistieren müssen, schützen Sie sich selbst am besten vor der Gefahr einer Diphtherieinfektion durch Anlegen einer mit Watte armierten Gesichtsmaske.

Was im übrigen die Pflege Diphtheriekranker betrifft, so muß auf eine häufige Untersuchung des Urins Wert gelegt werden (Nierenentzündung); ferner muß das Herz sehr überwacht werden (lange strengste Bettruhe), weil nicht selten ein plötzlicher Herztod bei einem Diphtheriekranken, wenn er sich auch schon subjektiv wieder ganz wohl fühlt, eintreten kann, wie ich das an anderer Stelle (S. 76) schon betont habe. Als weitere Nachkrankheiten nach Diphtherie sind die gefürchteten Lähmungen zu nennen, ich erwähne hier nur die Gaumensegellähmung, welche sich zuerst in einer näselnden Sprache, dann darin äußert, daß dem Kranken beim Trinken die Flüssigkeit aus der Nase herausläuft.

Um in zweifelhaften Fällen die Diagnose der Diphtherie zu stellen, wird ein Abstrich von den Gaumenmandeln gemacht. Man streicht mit einem sterilen Wattebausch von der verdächtigen Stelle ab und untersucht bakteriologisch, ob in dem abgestrichenen Schleim Diphtheriebazillen nachweisbar sind.

Die Lungenentzündung (Pneumonie) ist eine Erkrankung, welche Ihnen häufig begegnen wird. Sie beginnt in typischen Fällen meist mit einem Schüttelfrost, mit Bruststichen und bluthaltigem (rostfarbigem) Auswurf. Bei der Lungenentzündung kommt auf eine gute Pflege sehr viel an. Sie müssen besonders den Patienten vor Erkältung schützen. Ein großer Kliniker hat einmal gesagt, die Prognose einer Lungenentzündung wäre um so schlechter, je öfter man einen Patienten aufsitzen läßt. Strengen Sie also nur möglichst selten den Patienten durch Aufsitzen an! Besonders schwer verlaufen diejenigen Fälle, in denen der Oberlappen der Lunge von der Entzündung befallen wird, ferner die Pneumonie bei Alkoholikern, deren Herz sehr häufig versagt, und die besonders zum Ausbruch von Delirien neigen.

Der Keuchhusten tritt vorwiegend im Kindesalter auf und ist durch die starken, oft mit Erbrechen kombinierten Hustenanfälle ausgezeichnet. Beim Erwachsenen verläuft die Erkrankung meist sehr schwer. Daß wir neben anderen Maßnahmen oft mit einer Senfpackung im schwersten Stadium der Erkrankung eine schnellere Lösung der katarrhalischen Erscheinung über den Lungen herbeiführen, habe ich Ihnen schon früher (S. 42) ausgeführt.

Die Tuberkulose der Lungen, die meist in der Lungenspitze beginnt (Spitzenkatarrh), wird durch den Tuberkelbazillus (Abb. 20) hervorgerufen. Im Kindesalter spielt die Übertragung der Tuberkulose durch die Milch tuberkulöser Kühe (Kochen der Milch!) eine Rolle.

Im übrigen gelangen die Bazillen durch Einatmung von infiziertem Staub oder durch Tröpfcheninhalation in unseren Atmungsapparat hinein. Sie siedeln sich zunächst in den Bronchien an und infizieren von da aus die Lungenbläschen, es bilden sich daselbst Entzündungsherde. Es kommt zu weitgehender Zerstörung des Lungengewebes, unter Bildung von Hohlräumen, welche oft mit viel Auswurf angefüllt sind. Den so häufig bei Lungenschwindsucht zu beobachtenden Blutsturz habe ich schon erwähnt (S. 63).

Bei der Pflege Tuberkulöser kommt es besonders darauf an, den Auswurf zu desinfizieren, den Patienten in jeder Hinsicht zur Sauberkeit anzuhalten. (Dettweilersche Spuckfläschchen, Verbot des Ausspuckens auf den Boden usw.) Was die sonstige Pflege Schwindsüchtiger anbetrifft, so kann ich auf meine früheren Erörterungen über die allgemeine Pflege innerer Erkrankungen, allgemeine hygienische Maßnahmen, Wasserbehandlung, Liegekur usw. verweisen. Geeignete, d. h. noch nicht zu weit vorgeschrittene Fälle werden mit Erfolg der Heilstättenbehandlung unterworfen.

Nicht nur die Lunge, sondern fast alle Organe unseres Körpers können tuberkulös erkranken, ich nenne hier besonders die Kehlkopf- und Darmtuberkulose, die Hauttuberkulose (Lupus), ferner die im Kindesalter so häufige Lymphdrüsentuberkulose (Skrofulose), die Knochentuberkulose, endlich die seltenere Bauchfelltuberkulose und tuberkulöse Gehirnhautentzündung.

Im Magendarmkanal spielen sich drei sehr wichtige, häufig epidemisch auftretende Infektionen ab, ich meine den Typhus, die Cholera und die Ruhr. Alle drei Erkrankungen werden durch Bazillen, mit denen wir uns per os (durch infiziertes Wasser, Obst, Salat usw., infektiöse Abgänge, Stuhlgang, Urin, Bettwäsche usw.) infizieren können, hervorgerufen.

Der Unterleibstyphus — Inkubationszeit ca. 2—14 Tage — beginnt allmählich mit Frösteln und allgemeinem Krankheitsgefühl, Kopf- und Gliederschmerzen, Appetitlosigkeit usw., dann treten meist Erscheinungen von seiten des Darmkanals in den Vordergrund, es stellen sich erbsensuppenähnliche Durchfälle ein, — es gibt auch Fälle, bei denen dauernd Verstopfung besteht —, hohes staffelförmig verlaufendes Fieber, das wochenlang andauern kann, tritt auf, schwere Benommenheit wechselt mit größter Unruhe ab. Der anatomische Prozeß beim Typhus besteht in geschwürigen Veränderungen des Dünndarmes.

Es ist wohl nicht zuviel gesagt, wenn man behauptet, bei der Typhusbehandlung ist eine gediegene pflichttreue Schwester mindestens ebenso wertvoll wie die Behandlung des Arztes. Eine gute Pflege bedeutet hier alles! In erster Linie muß eine flüssigbreiige Diät wochenlang dem Patienten gereicht werden, schon der kleinste Diätfehler rächt sich oft in schlimmster Weise. Eine gute Hautpflege in Gestalt von Bädern und Waschungen (häufiges Auftreten von Decubitus!), eine sorgfältige Mundpflege sind dringend geboten. Sie müssen wissen, daß in der zweiten bis dritten Krankheitswoche besonders gefährliche Zustände auftreten können: Darmblutungen bzw. ein Durchbruch typhöser Geschwüre in die Bauchhöhle. Wenn in dieser Periode ein Patient über Leibschmerzen klagt, die sich oft lawinenartig steigern, rufen Sie sofort einen Arzt. Ein schneller chirurgischer Eingriff kann hier noch das Leben retten. Daß bei beginnender Bauchfellentzündung der Patient vor Schmerz winselt, wenn schon die Bettdecke den Leib berührt, daß der angstvolle hohläugige Blick des blassen, verfallen aussehenden Kranken den sehr gefahrvollen Zustand bekundet, habe ich bereits früher angedeutet (vgl. S. 76).

Die Cholera (Inkubation 2—8 Tage), welche ausgesprochen die Neigung zu epidemischer Ausbreitung besitzt, äußert sich außer großer allgemeiner Schwäche vorwiegend im Auftreten häufiger diarrhoischer Stühle (Reiswassersuppe). Sehr oft leiden die Patienten unter schwer zu stillendem Erbrechen. Es bestehen bisweilen schmerzhafte Krämpfe in der Wadenmuskulatur. Infolge der starken Wasserverarmung durch die häufigen Entleerungen wird die Stimme heiser; durch das Fieber kommen die Cholerakranken äußerst schnell in ihrem gesamten Ernährungszustand herunter. In schweren Fällen tritt unter Trübung des Bewußtseins der Tod an Entkräftung ein.

Während sich bei der Cholera schwere Entzündungserscheinungen im Bereiche des Dünndarmes finden, weist bei der Ruhr (Dysenterie) (Inkubation 2—10 Tage) besonders der Dickdarm Geschwüre auf. Die wesentlichsten klinischen Erscheinungen bei der Ruhr bestehen in plötzlich auftretenden Leibschmerzen, äußerst schmerzhaftem, unerträglichem Stuhldrang und häufiger Entleerung oft winziger Mengen blutigen Schleims. Die Diät muß lange Zeit bei der Cholera wie bei der Ruhr in analoger Weise wie beim Typhus eine flüssig-breiige sein.

Bei der Cholerabehandlung spielen warme Bäder eine große Rolle; in frischen Ruhrfällen wird mit Erfolg Ruhrserum den Kranken subkutan eingespritzt.

Zum Schlusse unseres Themas über die Infektionskrankheiten möchte ich noch einmal kurz das Wesentliche über die Desinfektion, welche bei diesen Erkrankungen angezeigt ist, zusammenstellen. Daß diejenigen Abgänge, welche die Krankheitserreger beherbergen, möglichst schnell vernichtet werden, muß Ihre Hauptsorge sein. So sind bei der Diphtherie die ausgehusteten Membranen und das Nasensekret, bei der Tuberkulose der Auswurf, bei Typhus, Cholera und Ruhr in erster Linie der Stuhlgang, dann der Urin, ferner das Badewasser, Eß- und Trinkgeschirre usw. zu desinfizieren.

Die gebräuchlichsten Desinfektionsmittel sind:

1. Verdünntes Kresolwasser (50 ccm Kresolseifenlösung [= Lysol] + 1 l Wasser).
2. 3%ige Karbolsäurelösung (30 ccm verflüssigte Karbolsäure + 1 l Wasser).
3. Sublimatlösung (eine Angerersche Sublimatpastille à 1,0 g in 1 l Wasser gelöst).
4. Kalkmilch (1 l Kalkpulver wird allmählich unter fortwährendem Rühren zu 3 l Wasser zugesetzt).
5. Chlorkalkmilch (1 l Chlorkalk + 5 l Wasser unter Rühren langsam zugesetzt).

6. Formaldehyd (wässerige 35 %ige Formaldehydlösung entweder in Dampfform oder als wässerige Lösung 30 ccm + 1 l Wasser).

Die hier aufgezählten Mittel sind auf Bundesratsbestimmung als die zweckmäßigsten anerkannt. Mit den angeführten Desinfizientien vermischen Sie gründlich die infektiösen Abgänge; ein mindestens zweistündiges Einwirken derselben auf die Ausscheidungen ist notwendig. Die Leib- und Bettwäsche der Erkrankten ist vor dem Waschen zwei Stunden lang in verdünnte Kresolwasserlösung zu bringen. Kleider werden am besten in Dampfapparaten, in Desinfektionsanstalten desinfiziert. Was die Desinfektion aller übrigen Gegenstände, mit denen ein Infektionskranker in Berührung gekommen ist, anlangt, so würde mich die genaue Beschreibung der einzelnen Desinfektionsarten hier zu weit führen.

Register.

FSC
www.fsc.org
MIX
Papier | Fördert gute Waldnutzung
FSC® C083411

Zeitfracht Medien GmbH
Ferdinand-Jühlke-Straße 7
99095 Erfurt, Deutschland
produktsicherheit@kolibri360.de